医学常識は疑え!!!

薬・検査・手術に頼る西洋医学では根本的に病気は治らない

医学博士 石原結實

青萠堂

はじめに

医学は進歩したといわれる。しかし、間違った方向に進んでいないだろうか？

西洋医学は、薬・検査・手術に頼りっきりになっていると、思えてならない。

その病気の原因はどこにあったのかと、病気の根本原因に立ち戻って考えることをしない。

例えば、日本人の2人に1人はガンになるといわれる現在、大病院ではMRI検査をして、カテーテル手術をして、抗がん剤を投与する。確かに、早期発見はどんどん進み、がん細胞を手術できれいに取り去り、抗がん剤でガン増殖を黙らせる……。

しかし、なぜこんなにがん患者が増えたのか、その原因を探し、ガンを作り出す食生活や環境、ストレス…諸々の犯人探しをすべきではないか。

以前、私が「薬」について書いたこんな見方を、いま一度考えてみてはいかがだろうか。

「薬」は草冠《かんむり》に「楽」と書くので、もともとは病気の時ある種の草を摂《と》ると「楽」

になったという意味だろう。英語のdrug（薬）もdry Herb（乾燥した草）が語源だ。

こうした生薬《しょうやく》のある種の薬効成分は、病気を治す作用を有するが、生薬の場合副作用を抑えてくれる成分も必ず併せもっている。これに反し有効成分のみを抽出したり解明し、化学的に合成した「化学薬品」の主作用は極めて効果的であるが、緩衝作用がないから副作用も、もろに出てくるわけだ。

「臨床医の注射と処方」（松山 公彦他著 医歯薬出版）の1ページに実に素晴らしいことが書いてある。

『生体のメカニズムは、その進化の過程において、驚くべき合目的性を獲得した。従って生物中の最適者である人体の構造は、自然のままに放置されるのはもっとも健全であるとさえいえる。しかも、これらの機構の科学的解明は、まだその一部にしか及ばないため、健康な人に与えて健康状態や能力をそれ以上に高める物質は、形而上《けいじじょう》の存在でしかない。その意味では、外から与えられる薬物は「毒」に転嫁する可能性をもっている。しかし、生体が何らかのアンバランス（病気）に陥ったとき、これを取り戻そうとするメカニズム（治癒傾向）を助ける物質の存在は経験的に知られ、これをもとにして薬品は進歩してきた。「薬」とはこのような目的で選ばれた物質であり、このような場合にのみ有効である。

但し、これも生体のすべての機構に合目的に働くものではありえず、適用を誤ると、重大な副作用を起こし、「毒」である半面をもっている。以上より次のような薬理学の原則が導き出される。

（1）薬の主作用と副作用は切り離せない。

（2）副作用が絶無で安全な薬には、偽薬以上の作用は期待できない。』

薬の何たるかを見事に説明している名文である。まさに言い得て妙、とはこのことだ。

薬の副作用としては胃痛や嘔吐、下痢、発熱などの急性症状やアレルギー症状はよく知られているが、すべての薬は肝臓で解毒・分解され、腎臓から排泄されるので、長期間にわたり薬剤を服用すると、肝臓や腎臓に病気を起こす可能性が強い。

アル中は、日本より欧米が5〜6倍も多いのに、肝臓ガンは日本人の方が欧米人より10数倍高いことの一因に、日本人の薬好きがあるのかもしれない。

この他、解熱鎮痛剤や抗生物質は、胃・十二指腸潰瘍《かいよう》を誘発したり、造血臓器を傷害して、貧血、白血球減少（肺炎など感染症になりやすい）、血小板減少（出血しやすくなる）などを来たしやすい。

次ページに、◆ある高血圧・動脈硬化性に用いる薬の副作用について、製薬会社より医院向けの薬剤の中に添付されてくる使用説明書の副作用の項を抜き出して掲載し

◆ある高血圧、脳動脈硬化症に用いる薬の副作用

1）肝臓	ときにビリルビン、GOT、GPT、ALPの上昇等の肝機能障害が現れることがあるので、観察を十分に行い、異常が認められた場合には投与中止すること。
2）腎臓	まれにBUN、クレアチニンの上昇等が現れることがあるので、観察を十分に行い、異常が認められた場合には投与中止すること。
3）血液	まれに顆粒球の減少があるので、異常が認められた場合には投与中止し、適切な処置を行うこと。
4）消化器	ときに悪心・嘔吐、胃部不快感、また、まれに食欲不振、胸やけ、口渇、便秘、下痢、腹痛等が現れることがある。
5）循環器	ときに顔面紅潮、熱感、動悸、血圧低下、浮腫、また、まれに倦怠感、のぼせ、立ちくらみ、頻脈が現れることがある。
6）過敏症	ときに発疹、また、まれに掻痒感等が現れることがあるので、このような場合には投与を中止すること。
7）その他	ときに頭痛、頭重、めまい、またまれに耳鳴り、眠気、しびれ感、不眠、胸部不快感、流涎、発赤、頻尿が現れることがある。

てみる。

あなたは、さぞやびっくりされることであろう。身体の全臓器への副作用の可能性があることを示唆しているからである。

「薬」一つをとっても、これだけの副作用があるのだから、こうした薬を何種類も一緒に服用している人は、副作用の出現については十二分に留意する必要がある。

薬は確かに一時的に症状はとってくれるが、私たちの健康、生命にとって本当に良いものかどうか、よく

考える必要がある。私たちは、出た症状をとる「薬」に頼らないで、根本的に病気の原因を突き止めて、治す方法を探すべきではないか。

以上は、医学常識を改めて考えてみるために、あまり深く考えないで服用している薬の副作用に関して紹介した。

本書では、私たちが日頃、目にする医療に関わる話題や、見過ごせない誤った健康常識を取り上げてみた。「そうだったのか」とびっくりすることや、「すぐ誰かに話してあげたくなる」役に立つ本当の医学常識を、できるだけご紹介したつもりだ。本書でぜひ、一人でも多くの人が病気に対しての理解を深めてほしい。

医学においては健康について本当のことを知っていると知らないでは大違いなのである。

石原　結實

目次

カバーデザイン　熊谷博人
本文デザイン・DTP　ハッシイ
青鹿麻里

1章

いますぐ疑うべき
あなたの体にかかわる医学常識

1

【旧常識】心筋梗塞・脳梗塞急増に「水分補給」で血流は解決できる？

【新常識】「水分とっても血液はサラサラにはならない」

日本人の死因の2位（心筋梗塞）と4位（脳梗塞）が「血栓症」なので、血液をサラサラにするために「水分をこまめに補給するべし」「1日2リットル以上飲むべし」などという指導がなされている。20年くらい前からこうした「水を飲め」という指導がなされているが、この間、心筋梗塞、脳梗塞による患者数と死者数は増加し続けている。

筆者が少年時代、サッカーや草野球をする時、炎天下にもかかわらず練習途中で水を飲むと、監督から「力が出なくなるので水は飲むな」と一喝されたものだ。筆者はサウナが大好きで週2〜3回は東京・両国や錦糸町のサウナ風呂に行くが、みんな滝のような汗をかいているが脳梗塞や心筋梗塞で倒れる人など見たことはない。

血栓症は、血液中のコレステロール、中性脂肪、赤血球、フィブリン（タンパク質）を血小板（血球の一種）が固めることによってつくられる。よって、水分をたくさん摂って血液中の水分を多くして血液をサラサラにするというのが、「西洋医学」の論理のようだ。

たくさん水分を摂ると、胃腸から血液に吸収され、一時的に血液中の水分は多くなる。しかし、体には「恒常性」があり、1日中、1年中血液中の水分量は一定に保たれている。よって、血液中の水分が多くなると、水分はすぐ腎臓から膀胱を経由して尿として排泄される。

その時、血栓の原因物質のコレステロール、中性脂肪、赤血球、フィブリン等々は、尿と一緒に排泄されるわけではない。コレステロール尿、中性脂肪尿などというのは聞いたことがないし、赤血球やフィブリンが尿として出ていくと、「血尿」「タンパク尿」ということになり、それは「病気」ということになる。

つまり、水分をいくら多く摂っても血液はサラサラにならないし、血栓症は防げないわけだ。冒頭でも述べたように、「水分を多く摂れ」との指導が始まってから約20年間、脳梗塞や心筋梗塞をはじめとする血栓症は、むしろ増え続けている。

体温と病気の関係

では、血栓症の原因は何か？

もちろん1960年以降、日本人の食生活が西洋化し、肉、卵、牛乳、バター、マヨネーズに代表される高脂肪食物の摂取が急増し、高脂（高コレステロール、高中性脂肪）血症の人が増えたことが大きな要因だ。ラードやバターも加熱すると液状になる。逆に水を冷やすと氷になる。食物を冷凍庫に入れると硬くなる。

つまり、一応36・5℃前後が平均体温とされている人体の中で、「血液が固まる」ということは、「体の温度」が大いに影響している、ということになる。

日本人の脇の下の平均体温は、約50年前は36・9℃プラスマイナス0・34℃とされていた。しかし、今では35・8℃前後と、約1℃低下している。この「低体温」こそが血栓症の大きな要因といってよい。

よって、血栓症が1年のうち、寒い時期である12月、1月、2月に最も多く発症しやすいことは、これにより首肯《しゅこう》である。しかし、7月、8月の暑い時期にも多発する。その理由について西洋医学は、「夏は暑いから、発汗が多くなり、血液中の水分が少なくなるため」と説明している。

しかし、クーラーがなかった40～50年前までの日本では、夏は一日中大量の汗をかいたものだが、脳梗塞や心筋梗塞はほとんど存在しなかった。

7月、8月に血栓症が増加するのは、「冷房による体の冷やしすぎ」といってよいだろう。

いずれにしても、日本人の体温がこの50年で約1℃低下したことが、代謝を低下させ、免疫力を落とし、高脂血症、高血糖（糖尿病）、ガン、うつ、アレルギー等々、ありとあらゆる病気の要因になっている。

最後に整理すると、日本人の低体温化の要因としては以下の点が挙げられる。

（1）交通の発達、家電製品の普及による肉体労働、ウォーキングの不足

体温の40％は筋肉で生産されるので。

（2）塩分の制限のしすぎ

東北地方の人々は寒いがゆえに体を温める塩分を多量に摂っていた。

（3）水分の摂りすぎ

【体を冷やす食物と体を温める食物】

体を冷やす食物（青白緑）	体を温める食物（赤黒橙）
牛乳	チーズ
白ワイン	赤ワイン
緑茶	紅茶
白ざとう	黒ざとう
洋菓子	和菓子
葉菜（サラダ）	根菜（つけもの、煮物）
南方フルーツ（バナナ、パイナップル、レモン、メロン）	北方フルーツ（リンゴ、サクランボ、ブドウ）
酢、マヨネーズ	黒酢、塩、味噌、醤油

雨に濡れると体が冷えるように、水分の摂りすぎは体を冷やす。

（4）体を冷やす食物の摂りすぎ

外観が青白緑の食物は体を冷やし、赤黒橙の食物は体を温める。

2 【旧常識】糖質制限食おすすめ？
【新常識】数ヶ月にわたる糖質制限は危ない

死亡率増？　脳卒中や糖尿病、内臓障害の恐れ

ここ2〜3年、「糖質制限食」『ローカーボ（低炭水化物）ダイエット』「糖はいらない」「断糖」「米（パン）は食べるな」『炭水化物が人類を滅ぼす』などという、「糖」を悪者にする書籍が多数出版され、「糖質制限」をすることこそが健康につながるなどという主張がなされている。

これによると、米、芋、パン、ラーメン、うどん、そうめんなどの炭水化物（多糖類）、アメ、チョコレート、ケーキ、砂糖、ハチミツ、まんじゅうなどの甘味、赤ワイン、日本酒などの醸造酒、くだもの、根菜など、糖分を含むものはすべてＮＧで、結局食べてよいのは「肉類と野菜」くらいなものになってしまう。

この「糖質制限食」を実践して2〜3カ月間という短期間で数キログラム〜数十キログラムの減量に成功し、高脂血症、高血糖（糖尿病）、痛風、脂肪肝、高血圧など

が改善した、という人は多い。つまり、カロリー制限による面倒くさいダイエットと違い、簡単にやせられ病気も改善できるとして、人気を博しているわけだ。

しかし、問題が残る。

地球上に、水（蒸気）やガスなどしか存在しなかった太古の時代に、二酸化炭素（CO_2）と水（H_2O）に太陽光が作用して、ブドウ糖（$C_6H_{12}O_6$）と酸素（O_2）がつくられ、生物が生きていける環境が整った。

つまり、地球上に最初にできた栄養素（有機物質）が糖である。糖を構成する「炭素（C）」「水素（H）」「酸素（O）」を並べかえると、「脂肪」はすぐ合成できるし、糖に「チッ素（N）」や「硫黄（S）」をくっつけると、タンパク質の素のアミノ酸もつくられる。

つまり、「生物」は糖を元に発展してきたということになる。よって、「低血糖発作」は存在するが、「低タンパク発作」や「低脂肪発作」は存在しない。

生きていくのに一番大切な「食欲」も糖が調節している。血糖値が低下したら、脳の空腹中枢が「空腹」を感じ、モノを食べて血糖値が上昇したなら、満腹中枢が「満腹」を感じる。

「糖」こそ生物にとって最重要の物質であるからこそ、「食べすぎる」傾向にあり、それが中性脂肪に変化し、肥満、高脂血症を惹起し、その結果、糖尿病、動脈硬化、高血圧、血栓症（脳梗塞、心筋梗塞など）を誘発することになる。

よって、糖が悪いのではなく「食べすぎ」がこうした生活習慣病の要因なのである。

その証拠に、100歳以上の長寿者に、好きな物は何かと尋ねると、必ず1位、2位には「甘いもの」と「果物」が入る。

糖質制限と病気の関係

このように、生命必須の物質である糖を制限ないし拒否し、肉を中心とする高タンパク・高脂肪食を摂ると、必ずや体に不調が生じてくる。草食動物の象やキリンに肉を食べさせるようなものだからだ。

動物の食性は、歯のかたちで決まっている。人間は32本の歯のうち20本（62・5％）が臼歯（穀物を食べる歯）、8本（25％）が門歯（野菜を食べる歯）、4本（12・5％）が犬歯（肉、魚を食べる歯）であることからして、全体のうち87・5（62・5＋25）％が炭水化物（糖）を食べる歯である。

米国のハーバード大学は、糖質制限食を続けると心筋梗塞や糖尿病の発症率が高まるとの研究結果を報告している。日本の国立国際医療研究センター病院も、「糖質制限食を5年以上続けると、死亡率が高まる」と、約1万6000人の死亡者の調査から結論づけている。糖質制限食の問題点・危険性は、以下のとおりとなる。

（1）脳卒中、心筋梗塞などの危険性、死亡率が上がる。

（2）肝機能障害、腎機能障害を誘発する（肝、腎はタンパク質の最終産物の解毒排泄するので）。

（3）ケトアシドーシス（ケトン酸血症）

糖を制限すると、体内の中性脂肪が肝臓でケトン体という酸性のカロリー体に変化するので意識不明になる危険性がある。

減量するために一時的なショック療法として糖質制限をすることを否定はしないが、数カ月以上続けると危険が伴うことを肝に銘じられたい。なお、糖質制限の危険性について詳しく知りたい方は、拙書『「糖質制限」は危険！』（海竜社）を読んでいただきたい。

3 【旧常識】「がん診断は早期発見時代に入った」で喜んでいいの？

【新常識】がん診断は早期発見でも遅すぎる

初診の「しこりなので心配ない」が危ない

歌舞伎俳優の市川海老蔵さんの妻でフリーアナウンサーの小林麻央さんが、去る6月22日（2017年）に彼岸へ旅立たれた。享年34歳。

麻央さんは2003年、『めざましどようび』（フジテレビ系）のお天気キャスターを皮切りに、その後『NEWS ZERO』（日本テレビ系）のキャスターなどを務め、10年3月に海老蔵さんと結婚。11年に長女を、13年には長男を授かり、順風満帆の人生であった。

しかし、14年に麻央さんの体に異変が見つかる。

・14年2月：人間ドックで「五分五分で乳がん」と指摘されたが、再検査の結果、経過観察となった。しかし、生体検査（細胞診断）は行われなかった。

・14年10月：自身で「乳房のしこり」に気づき、病院で乳がんと診断された。

・16年6月9日：海老蔵氏が「（麻央さんが）進行性の乳がんで闘病中」と公表。
・同年9月1日：麻央さんがブログ「KOKORO」を開設。
・同年9月20日：肺と骨への転移を告白。
・同年10月3日：がんの進行度「ステージ4」との書き込み。
・同年11月：「前向きに生きる姿が、がんと戦う人々をはじめ、世の中に勇気を与えた」として英国BBC放送より、「今年の100人の女性」のひとりに選ばれる。
・17年5月28日：海老蔵さんが取材に応え、「顎への転移」を公表。
・同年5月29日：退院して、在宅医療に。
・同年6月20日：最後のブログを更新「…皆様にも、今日笑顔になれることがありますように…」
・同年6月22日：逝去

ブログを通しての夫、子供たちをはじめ、家族や周囲に対する麻央さんの言動は優しさと慈愛に溢れており、麻央さんの高潔なお人柄がひしひしと伝わってくる。麻央さんのブログの読者はなんと250万人もいたという。

ブログのなかで、麻央さんは、

「もっと自分の身体を大切にすればよかった」

「もうひとつ病院に行けばよかった」

「あのとき、信じなければよかった」

などという後悔の念も吐露している。


これは14年2月の人間ドックで、乳房の「腫瘤」が見つかったとき、最初に診察した医師が「授乳中のしこりなので心配ない」と言ったことを「信用したこと」と、そのとき「半年後にもう一度検査を」と言われたのに、検査を受けたのが同年10月（乳がんと診断）と「2カ月遅れたこと」を指しているようだ。

食生活の欧米化ががん急増時代をつくった

がんという病気は、診断や治療が2～3カ月遅れても、生命の予後が大きく左右される代物ではない。がん細胞が体内に1個発生して医学的に発見できる最小の大きさ（直径0・5センチ＝1グラム＝がん細胞10億個）になるまで、10年から30年、平均約19年かかるとされている。

1960年から9月は「がん征圧月間」と銘打って、官民あげてがんの予防、早期発見が叫ばれているし、がん検診を受ける人も年々増加しているのに、がん死者数は減る気配はない。それどころか、どんどん増加し、いまや年間のがん死者数は38万人を超えている。ちなみに75年のがん死者数は約13万人であった。

60年以降、日本人の食生活は、米・芋類の摂取が減少し、肉、卵、牛乳、バター、マヨネーズなどに代表される高脂肪食、いわゆる欧米食の摂取が増加してきた。それとともに日本人に多発していた胃がん、子宮がんは減少していき、欧米人に多い肺、大腸、乳、卵巣、子宮体、前立腺、すい臓、食道などのがんで亡くなる人が増えてきた。

脂肪（コレステロール）からは卵巣のなかで女性ホルモンが、睾丸のなかで男性ホルモンが合成される。女性ホルモンの過剰は、乳がん、卵巣がん、子宮体がんの、男性ホルモンの過剰は、前立腺がんの発生を誘発する。

よって今、30〜50代の若い人たちに蔓延しているがん対策として、「早期発見」をするに越したことはないが、がんという病気を生物学的にみた場合、「早期発見」でも遅すぎるのである。

がん診断はある日突然なされるが、「潜伏期間は約20年」もあるのだから、毎日の食生活で予防することがもっとも大切なのである。

食生活の大失敗に嘆くアメリカ

「アメリカ人はがん、心筋梗塞、脳梗塞、肥満で悩む人が多く、医療費が国の財政を圧迫する」として１９７５年、アメリカ上院に「栄養改善委員会」が設けられ、医学者と栄養学者に全世界の栄養状態と疾病の発生状態を調べさせて、１９７７年に米国民に向けて発表されたのが、５０００ページにも及ぶ『Ｄｉｅｔａｒｙ Ｇｏａｌｓ ｆｏｒ ｔｈｅ ＵｎｉｔｅｄＳｔａｔｅｓ（米国の栄養目標）』である。

これを読んだマクガバン上院議員（当時）が、「我々は馬鹿だった。造病食、殺人食を食べていた」と言って涙したのは、有名な話だ。

『Ｄｉｅｔａｒｙ Ｇｏａｌｓ ｆｏｒ ｔｈｅ ＵｎｉｔｅｄＳｔａｔｅｓ』は要約すると、

（１）果物、野菜、未精白の穀物（玄米、黒パン、とうもろこし）、魚（介）類、植物油、脱脂粉乳を多く摂取し、

（２）肉、卵、牛乳、バター、砂糖、塩、脂肪の多い食物は少なめに摂ること

というものである。

この「通達」により、日本食は「世界一の健康食」とのお墨付きが与えられ、アメリカには多くの和食レストラン、寿司屋、天ぷら屋がつくられ、家庭内でも和食を食べる人が多くなった。

その結果、34年後の２０１１年には米国人のがん死亡者数は約17％、心筋梗塞による死亡者数が約58％も減少した。

日本も国家レベル、行政レベルでこうした食生活の改善の取り組みを行わないと、早晩、10代の後半で乳がんなどの欧米型がんを患う患者が出てくることが懸念される。

4　【旧常識】「がんの特効薬はいつ生まれるのか？」
【新常識】「夢の新薬『オプジーボ』にも欠点と長所がある」

がん治療が進歩した40年間、がん死亡者が3倍に激増の意味

10月、ノーベル医学・生理学賞が京都大学特別教授の本庶佑博士に授与された。がん細胞への免疫（攻撃）を抑えるＰＤ-１（リンパ球のＴ細胞の表面に存在）というたんぱく質を発見し、ＰＤ-１に対する抗体を作ってがん患者に投与することによって、ブレーキ役を外すことでがん細胞への免疫力を高める治療薬「オプジーボ」（免疫チェックポイント阻害薬）の開発につなげたと評価された。

これで日本人の受賞は、カズオ・イシグロ氏ら外国籍を含めて27人、医学・生理学賞は５人となった。

１９６５（昭和40）年、ノーベル物理学賞を受賞された朝永振一郎博士までは、日本人の受賞者は１９４９（昭和24）年の湯川秀樹博士（物理学）しかいなかったので、我々の幼少期は、湯川博士は子どもでも知っている英雄であった。今や27人もの日本

人がノーベル賞を受賞されたのだから、隔世の感がある。

「オプジーボ」の先進性と欠点

これまでのがん治療は「外科（手術）療法」「放射線療法」「抗がん剤療法」が三大療法で、いずれも「がん」という病気を「切り取る」「焼却する」「壊滅させる」方法で、4番目として「免疫療法」が存在していた。従来の「がん免疫療法」は「免疫細胞（白血球）の攻撃力を活性化すること」に研究の主眼が置かれ、この100年間、あまり進展があったとはいえなかった。

本庶博士は「免疫細胞にとってブレーキ役をするPD-1の働きを抑え、免疫細胞のがんへの攻撃を増強させる」という画期的な治療法を発見されたわけだ。一般の抗がん剤のように正常な細胞を傷害することもなく、あらゆるがんに対応できる「オプジーボ」などの「免疫チェックポイント阻害薬」は「奇跡の薬」とも呼ばれ、がん治療に「第4の道」を拓いた、と絶賛されている。

一般の抗がん剤のように、嘔吐、脱毛、白血球減少などの副作用もなく、10％くらいの人に「間質性肺炎」や「肝機能障害」や「甲状腺機能低下」などが報告されているのみだという。

「森喜朗元首相の肺がんの進行を抑えた」ことでも有名になった「オプジーボ」であるが、2014年7月に認可され、はじめは皮膚がんの「悪性黒色腫」のみへの適応であった。

その後「肺がん」「胃がん」「頭頸部がん」「非小細胞肺がん」など7つのがんにまで適用が広がり、これまでに約2万5000人が投与を受けたという。現在、発売元の小野薬品では50種以上のがんで臨床実験をしているとのこと。

「夢の新薬」ではあるが、がん患者全員を完治させるというものではなく、治療を受けたがん患者の20〜30％で「がんの縮小」または「がんが拡大せず」という効果が見られたという程度の効果である。つまり、がん患者によっては、まったく効かない人もいるわけだ。しかし、これまでの抗がん剤や免疫治療剤に比べると、副作用も少なく、治療効果も高いのだから「将来多くのがん患者の標準治療になりうる」という期待が高まっている。

「オプジーボ」の現段階での最大の欠点は、超高価なことだ。

「体重1kg当たり3mgを2週間に1回点滴注射（1回当たり平均240mg）」とい

うのが標準的なものである。発売当初、1瓶（100mg入り）73万円、その後、2度の値下げで今は27万8000円、2018年11月には「17万円」まで値段が下げられる。当初は1人のがん患者に1年使うと「3500万円」もかかった。1瓶「17万円」に下がっても約1000万円となり、それでも高額だ。

世界に冠たる日本の医療保険制度（国民皆保険）のもとでは、月額8万100円を超える医療費分は保険で支払われる。よって、この「夢の新薬」は日本の健康保険制度への負担になる可能性もある。

ただでさえ我々団塊の世代（1947〜1949年生まれ）が全員75歳以上の後期高齢者になる2025年には、医療費がかさみ日本の医療保険制度が危機を迎えるという「2025年問題」への危惧もある。

がん治療の進歩より予防こそ重要

本庶博士の研究は誠に偉大である。それにケチをつけるつもりは毛頭ないが、どんな偉大ながん治療法の発見も、「がんという病気の結果」に対処する方法である。火事にたとえると、火事の火を消す技術である。しかし、そうした技術より大切なことは、火事を防ぐ方法・技術である。

よって、毎年38万人以上の日本人の生命を奪うがんを予防する方法にこそ、力を入れる必要がある。

これまで「がんの免疫療法」、つまり「免疫を高める（アクセルを踏む）方法」は１００年たってもあまり進展がなかったところに、本庶博士が「がん細胞への免疫を抑えるブレーキ役のＰＤ-１に対する抗体をつくり、つまりブレーキを外すことで免疫を強くしてがんを治療する」という「コペルニクス的発見」をされた。

「がんに対する研究・治療は長足の進歩を遂げた」「がんの予防法に関しても種々の画期的な方法が発見された」とされながらも、がん死者数は１９７５年の13万人から２０１７年には38万人に激増している。つまり、現在のがんに対するオーソドックスな予防法や治療法に疑問を持つ必要があるのである。

本庶博士は「教科書を嘘だと思う人は見込みがある」「自分は（世界的な科学誌である）『Ｎａｔｕｒｅ』や『Ｓｃｉｅｎｃｅ』に載った論文も信用しない。10年後には９割が間違っていたことになる」などとおっしゃっている。
（１）「がん細胞に免疫力から逃れて生き延びる仕組み」が備わっている。

（2）もう50年以上も前にグリーンスタイン博士が『がんの生化学』という書籍のなかで、こう書いている。

「がんにかかっている生体は、がんを排除する方向よりは、むしろがんを増殖させる方向にたんぱく質の代謝を変えていく。つまり、肝臓でのタンパク質合成を多くし、このたんぱく質を正常細胞ではなく、がん細胞のほうに優先的に利用させる」

これらの事実からして、「がんは生体にとって何か大切な作用をしているのではないか」と考え、「がん性善説」を唱える医学者もいらっしゃる。がんに対するこうしたコペルニクス的論理の転換をしないと、がん（火事）の予防、がんの根本的治療（火事の消火）はできないのではないか。

5 【旧常識】「若者ががんで早死にしている、なぜ？」
【新常識】「がんになりたくなければ空腹時代を経験した100歳を見習え」

堀ちえみ、池江璃花子…若い人の「がん」罹患《りかん》が増えている原因

2月12日（2019年）、池江璃花子さんが白血病であることを公表し、大ショックを受けたが、それが冷めやらぬうちの1週間後の2月19日には、タレントの堀ちえみさん（52）が「舌がん」であることを公式ブログで公表した。

昨年夏から治療を受けていた口内炎がなかなか治らず、今年1月に検査した結果、ステージ4の舌がんと診断され、近々患部の舌や左首のリンパに転移したがんを切除する手術を受ける予定という。

それにしてもここ数年、がんに罹る〝若者〟やがんで死亡する〝若者〟が目立つ。全体の一握りである著名人がこうなのだから、一般の人の〝若者〟の間でも、がんが蔓延しているのは想像にかたくない。

2018年、がん死された55歳以下の有名人

月日	姓名（敬称略）	享年	職業	病名
1月30日	有賀さつき	52	アナウンサー	卵巣がん
31日	いときん	38	歌手	がん性心臓病
2月19日	大家仁志	53	俳優	大腸がん
3月20日	笹井一個	42	イラストレーター	大腸がん
7月6日	中尾翔太	22	ダンサー	胃がん
13日	藤田香	47	イラストレーター	すい臓がん
20日	小林隆	51	元日本体操協会常務理事	胃がん
8月15日	さくらももこ	53	漫画家	乳がん
9月18日	山本KID	41	格闘家	胃がん
10月18日	真木和	49	スポーツ選手	乳がん
12月9日	重由美子	53	スポーツ選手	乳がん

私が〝若者〟というのは「55歳」以下の人を指す。今、日本人の男性平均寿命が81歳あまり、女性のそれが87歳あまりであるので、男女ひっくるめての平均寿命が仮に「85歳」としてみる。一世代＝30歳なので、85歳から30歳を引くと「55歳」になる。よって親より早く死ぬ人を「若者の死」というのである。

昨年「55歳」以下で亡くなった有名人を列挙してみる。（上記）

一方、昨年（2018年）9月の段階で、100歳以上の人は国内で6万9785人の多きを数える。最長寿の女性は、福岡の田中力子さん116歳、同じく男性は北海道の野中正造さん113歳であった

が、野中さんは惜しくも1月20日に亡くなられたので、今は新潟県の渡邉智哲さん111歳である。

こうした長寿者の方々は明治末から大正時代に生きた、粗食でよく働き、よく歩いた人たちだ。ときには食糧難の時代もあったので「空腹」を余儀なくされた人たちでもある。

「百寿者の方々と、がんで早死にする若者たちの差をひとつ挙げよ」と言われたら、私は躊躇なく、「空腹を経験したことがあるかないか」を挙げる。

交通機関、家電製品の発達・普及等により、「歩くこと」「筋肉労働」をほとんどしなくなった「若者」たちであるが、巷にあふれる食べ物は、いつでも、どこでも食べることができ、「飽食」に陥っている。

その結果、「高」脂血症、「高」血糖、「高」体重など「高」のつく明らかな食べすぎの「メタボ」に悩んでいる。メタボの人はがん、脳卒中、心臓病、糖尿病、脂肪肝、痛風など、ありとあらゆる「生活習慣病」に罹りやすい。まさにこうした世相のなかで「若者」のがん罹患が増えている、といってよい。

私が35年前に設立した伊豆高原にある、「人参ジュースによって断食を行う施設（ヒポクラティック・サナトリウム）」には、元首相４人、元厚相はじめ、20人以上の閣僚経験者、50人を超える国会議員、有名俳優やスポーツ選手、大企業の社長から主婦、学生さんまで多士済々の人がやってこられた。最近は医師の方々も多く来られる。設立当時は周囲から白眼視されていたが、35年もの間、運営を続けてこられたのも、人々が飽食からくる体調不良を本能的に悟り、「空腹」を求めてやってこられるからだろう。

がんにも「空腹」の効能

「空腹（絶食）」の効能が近年、科学的に種々明らかにされている。

（１）ｓｉｒｔｕｉｎ（長寿）遺伝子の活性化……２０００年、米国マサチューセッツ工科大学のレオナルド・ガレンテ教授による

（２）胃からグレリンの分泌……海馬の血行をよくし、ボケを防ぎ、記憶力をよくする

（３）ａｕｔｏｐｈａｇｙ（自食作用）……空腹（絶食）時に人体60兆個の各々の細胞の中の老廃物、毒物、ウイルスなどが自らの力で処理（自食）される（２０１６年、大隅良典博士に与えられたノーベル生理学・医学賞）

（4）apoptosis（がん細胞の自殺）……「空腹（絶食）」「発熱」により、体内のがん細胞の「自殺」がうながされる

「若者」よ、毎日空腹の時間をつくり、がんをはじめ、種々の生活習慣病を防ぐべきだ。

「1日3食」は多すぎる。1日3食食べて、よく運動し、肥満もなくて、血液検査値の異常が見られない人は3食でもよいだろう。しかし、ほとんどの人になんらかの異常があるはずだ。

よって、2食以下を心がけるべし。1日1食で活躍されている人には、オバマ前米大統領、プーチン露大統領、タモリ、北野武、ドクター中松、ドクター南雲、三枝成彰、千葉真一各氏ら錚々たる人たちがいらっしゃるのだから。

舌がんにはNK細胞を活性化するポジティブシンキング

さて、「舌がん」に話を戻す。

国立がん研究センターによる2017年のがん死者数は37万3334人で、その

うち口腔・咽頭がんは7454人だった。舌がんの原因は、

（1）飲酒・喫煙……アルコール、紫煙に含まれる化学物質
（2）虫歯……細菌より分泌される有害物質
（3）歯並不正、合わない義歯による物理的刺激

などが要因と考えられているが、ほかのがん同様、「原因不明」が「主な原因」である。

症状としては、舌の両脇に「硬いしこり」が触れることが多いが、その前に舌の表面に白い膜が張ったようになる「白板症」が出現することが少なくない。

病期（ステージ）は0～4期まであり、全がん協加盟施設の調査によると、5年生存率は以下の通りであるという。

【5年生存率】
1期：94・5％
2期：78・7％

3期：58・8％

4期：45・1％

治療は手術と放射線療法が主流である。

堀ちえみさんは、ブログの中で「かなり厳しい状況です」としたうえで、「私は負けません。力いっぱい闘って、必ず戻って来ます。そして再びファンの皆様の前で、歌が歌えるようになりたい」と述べている。

「ステージ4」は確かに厳しい状況であるが、彼女が言うように「力いっぱい闘う」「負けない」という気力が、必ずや堀ちえみさんの治癒力を大いに促進してくれるものと信じている。

英国のキングス・カレッジ病院での調査がある。

同じ病気で同じような症状を持つ69人の乳がん患者の「気持ち」を尋ねたところ、「医師にすべて任せる、もうだめだと思っている人」と「何がなんでも治してみせるという前向きの意思を持っている人」の数が半々だった。

5年後どうなっているかを調べたら、「前者が80％死亡していた」のに比べ、「後者は10％しか亡くなっていなかった」という。

「治そうとする強い意志」「笑う」「信仰心を持つ」「物事の良い面を見る」などという、「前向きの気持ち」はがん細胞をやっつけてくれる「ＮＫ細胞」（白血球の一種）の活性を増強してくれることがわかっている。

6 【旧常識】昔は少なかった乳がんが30年で3倍に？

【新常識】乳がんの予防には低脂肪食

さくらももこさんを襲った乳がん、過去30年で3倍に死者激増の理由

漫画『ちびまる子ちゃん』（集英社）や『コジコジ』（同）、ベストセラーになったエッセイ『もものかんづめ』（同）などで有名なさくらももこさんが、8月15日、乳がんのため亡くなられた。享年53歳。

昭和40（1965）年生まれの弱冠19歳で漫画家デビュー、昭和61（1986）年から少女漫画誌「りぼん」（同）で『ちびまる子ちゃん』の連載をスタートすると大ヒット。単行本などの累計発行部数が3200万部に達するなど、一種の社会現象を巻き起こした。

平成2（1990）年からはフジテレビ系でアニメ『ちびまる子ちゃん』が放送され、当年の10月28日の平均視聴率は驚異の39.9％（ビデオリサーチ調べ、関東地区）を記録。アニメ版のテーマソング『おどるポンポコリン』（B・B・クィーンズ）の

作詞もさくらももこさんで、CDは164万枚も売り上げた。

昨年からタレントの小林麻央さん（2017年6月22日死去、享年34歳）、フジテレビの名物アナウンサーだった有賀さつきさん（2018年1月30日死去、享年52歳。病名はご家族非公表、マスコミが推定）と、著名人の乳がん（後、卵巣がんと判明）による「若死」が相次いでいる。

『ちびまる子ちゃん』のお姉ちゃん役を担当していた声優の水谷優子さんも、一昨年（2016年）5月17日に49歳の若さで同じく乳がんで亡くなられた。

2017年に乳がんと診断された日本人女性は8万9100人の多きを数える。同年に乳がんで死亡した女性の数も1万4400人にのぼる。乳がんによる死者は、この30年で3倍にも増加している。

アメリカのがん学者が、がんを防ぐ唯一の方法は「Stay young!」（若さを保て）と喝破しているごとく、がんは一種の「老化病」である。しかし乳がんは、女性ホルモンにより増殖するという一面があるので、閉経前の40～50代の女性に多発するのである。

授乳することで乳がんの発症が減少することは、50年も前から明らかにされている。

よって、晩婚化、少子化で女性の授乳機会が減ったことも乳がん増加の一因になっているのではないだろうか。

エコー検査が重要

乳がん死を免れるために、乳がん検診の重要性が叫ばれている。アメリカの検診率は85％と高いのに、日本のそれは40％と低いので、「アメリカの女性の乳がん死亡者は減少しているのに、日本の女性の乳がん死亡者が増加している」と専門家は口を揃えて言う。

「乳がんの腫瘤が２cm以下、リンパ管転移なし」ならば、手術、放射線、抗がん剤などの西洋医学が誇る三大療法で「ほぼ完治する」からだという。早期発見するほど治療効果が高まるという理由だ。

よって、厚生労働省でも「マンモグラフィーによる乳がん検診を2年に1回行うように」と推奨している。

しかし、日本人を含むアジア人は約80％がデンスブレスト（乳腺組織が乳房に多く存在する「高濃度乳腺」）なので、マンモグラフィーでは乳がんを発見しにくい。よって、エコー（超音波）検査が重要になる。

東北大学の大内憲明教授（腫瘍外科）らが、2007年7月から11年3月まで、40代の女性7万6000人を対象に検診調査した結果、「マンモグラフィーのみ」の検診より、「マンモグラフィー＋エコー」の検診のほうががん発見率が1.5倍になった、という研究を世界的な医学誌「Lancet」（15年11月5日、電子版）に発表されている。

確かに、こうした最先端医療機器を駆使して乳がんを早期発見することは大切であるだろう。

しかし、「この30年で乳がんの発症者数が激増し、死者数も3倍になっている」ことを鑑みると、「乳がんという病気（結果）」の処置をすることより、なぜ乳がんの発症数が多くなったかの原因を究明し、その予防のほうに目を向けるほうが格段に重要であろう。

「高脂肪の欧米食」への警鐘

以前、日本人に多発していた胃がん、子宮頸がんが減少し、昭和35（1960）年以降増加してきた肺がん、大腸がん、食道がん、すい臓がん、子宮体がん、白血病、悪性リンパ腫などの「欧米型のがん」のひとつとして、乳がんが存在するのである。こうした欧米型のがん発症の大きな要因が昭和35（１９６０）年以降に摂取量が増加した肉、卵、牛乳、バター、マヨネーズなどに代表される「高脂肪の欧米食」なのである。

脂肪（コレステロール）から、女性の卵巣、男性の睾丸の中で、女性ホルモン（エストロゲン）、男性ホルモン（テストステロン）が合成される。体内の女性ホルモンの増加が乳がん、卵巣がん、子宮体がん、男性ホルモンの増加が前立腺がんの一大要因となる。

がん細胞が一個体内に発生して医学的にがんと診断され得る直径０・５cmの腫瘍（がん細胞＝10億個）になるまで約20年かかるとされている。よって乳がんの予防には「低脂肪食」「長寿食として世界から認められている和食中心の食事」を日頃から心がけられるとよい。

なお、野菜、果物が豊富で、魚、魚介類も多く、肉類は少なめ、オリーブ油をふんだんに使う「地中海食」も「長寿食」「抗欧米型がん食」として、世界のがん学者に認められている。

ウォーキングのほか、スポーツに励むと筋肉細胞からはテストステロンが分泌（女性にも男性の10分の1くらいの量が存在）されて「抗乳がん効果」を発揮する。乳がんの予防、再発予防にはなんでもよいので筋肉運動に勤しむ必要がある。

7

【旧常識】頑健な人がすい臓がんで先立つ？

【新常識】がんの誘因ストレスに克つには大好きなことを優先

5年生存率8％のすい臓がん、急な発症とそのプロセス

去る1月4日（2018年）、星野仙一氏がすい臓がんのため亡くなった。

星野氏はドラフト1位指名を約束されていた読売ジャイアンツ（巨人）からそれを反故にされ、1969（昭和44）年、明治大学から中日ドラゴンズに入団。それ以降は、巨人への反骨心を支えに、（特に巨人戦には）気迫を前面に出す「燃える男」「中日のエース」として活躍し、1982（昭和57）年に引退するまで146勝をあげた。その後は、中日、阪神、楽天の監督として計1181勝、4回のリーグ優勝を果たした。

特に2003（平成15）年には、長く低迷していた阪神を18年ぶりのリーグ優勝に導き、13（平成25）年には楽天に球団史上初のリーグ優勝、日本一をもたらした。

その名将・闘将の星野氏もすい臓がんには勝てず、日本人男性の平均寿命より10歳以

上若い70歳で不帰の客となった。

2016(平成28)年7月に急性すい炎を発症したことをきっかけにすい臓がんであることが判明、以降、闘病を続けていたが昨年暮れに急に悪化したという。

16年7月31日には、同じ「すい臓がん」で「小さな大横綱・千代の富士」が61歳で早逝した。優勝31回、53連勝、通算勝ち星1045勝、国民栄誉賞受賞などの記録もすごいが、125kg(今の幕内力士の平均体重＝約165kg)あるかないかの軽量で、重量力士をバッタバッタとなぎ倒す、あの精悍でハンサムな千代の富士の勇姿を覚えている方も少なくないだろう。

1955(昭和30)年6月生まれの千代の富士が、白鵬、日馬富士の両横綱を従えて、還暦の土俵入りを披露したのが2015(平成27)年の5月。その後に受けた人間ドックですい臓がんが見つかり、たった1年余りで彼岸に旅立った。

16年1月10日には、ニュース分析に定評があったジャーナリストの竹田圭吾氏が、同じく「すい臓がん」で亡くなっている。前年の9月にテレビ番組でがんを公表し、わずか3カ月後の死であった。大学時代アメフトで鍛えた182cm、80kgの偉丈夫だったが、51歳での早死にである。

見つけにくい症状

毎年3万人もの日本人の命を奪うすい臓がんは自覚症状が乏しく、発見時には「43・4%」が他の臓器に転移している「ステージ4の末期がん」（国立がんセンター発表）。5年生存率も「8%未満」。すい臓は胃の後ろのほうにある約15cmほどの細長い器官で、英語で「pancreas」というが、消化液の分泌（外分泌）、インスリンやグルカゴンなどホルモンの分泌（内分泌）などの体内の重要な作用を担っている。

すい臓がんの症状としては、「胃から背中にかけての重苦しさ、痛み」「食欲不振」「体重減少」「黄疸」などがあるが、これらはある程度、病気が進行してから表れる。

エコー（超音波）検査でもチェックできるが、すい臓は胃の後ろに存在しているため、腸のガスや、太っている人は内臓脂肪が邪魔して「直径1cm以下のすい臓の腫瘍」を見つけるのは難しい。胃カメラを使って、細い管を胆管、すい管に直接挿入し、造影剤を注入して検査するERCP（内視鏡的逆行性胆管すい管造影）もあるが、患者の負担が大きい検査法だ。

そこで、すい臓がんの早期発見に一番お勧めなのが「MRCP」(MR胆管すい管撮影)だ。MRCPは胆汁やすい液の状態を強調して映し出してくれる「MRI」である。

罹《かか》らない方法がある

さて、すい臓がんのこうした早期発見法を知っておくことも大切であるが、もっと大切なのが、すい臓がんに罹らないことだ。

「欧米型のがん」のひとつである「すい臓がん」の発症要因として、「動物性脂肪」や「アルコール」の摂りすぎがあげられる。よって「和食中心の食事」「アルコールはほどほどに(日本酒なら2合、ウイスキーならダブル3杯、ワインならグラス2~3杯、焼酎なら水割り3~4杯、ビールなら大びん2本以内)」が大切である。

そして、もうひとつの敵はストレスだ。

星野氏、千代の富士、竹田氏は激しい運動を長年やったスポーツ選手だ。運動に限らず、強いストレスは体内に活性酸素を大量に発生させ、がんをはじめ万病の要因となる。

「大きなストレスからは逃げよ」「小さなストレスは忘れよ」などといわれるが、そう簡単にはいかない。

ストレスから逃れるには「自分の好きなこと（趣味）をやる」「競争しないスポーツを自分のペースでやる」「ゆっくり入浴する」「友人、知人らと談笑する、会食する」など、「やってみて気分の良いことを努めて多くやる」ことだ。

そうすることで「戦いの神経」といわれる交感神経の緊張がとれ、「リラックスの神経」といわれる副交感神経の働きが優位になり、活性酸素も除去され、免疫力があがる。

8

【旧常識】脳梗塞は突然おこる？

【新常識】下半身の衰えを止めるのが先決

片足で20秒立てない…下半身の衰えが脳梗塞での命の危険

脳細胞に栄養を送っている脳動脈に血栓が詰まったり、動脈が破綻して出血したりすると、そこより先への血流が途絶え脳細胞に栄養や酸素が送られなくなるので脳細胞が壊死を起こし、運動中枢や言認中枢の機能が廃絶して以下の症状が発現する病態が、「脳梗塞」や「脳出血」である。

（1）腕や下肢にマヒ、シビレが生じ、「立てない」「歩けない」「ふらつく」などの症状が起こるが、ほとんど片側性（片方のみ）に出現する

（2）呂律が回らない、片方の口角からヨダレが出てくる、片方の口角が下がる、片方の額のシワが寄せられない

（3）言葉が出てこない、相手の言っていることの意味がわからない

（4）片方の目が見えない、視野が半分になっている

上記の症状がひとつでもあったら、迷わずにすぐ救急車を呼ぶべきだ。脳梗塞の場合、発病後2～3時間以内なら血栓溶解療法が可能となる。脳出血の場合も早いに越したことはない。

脳梗塞の後遺症が問題

さて、脳梗塞の患者の40％は発症前の健常時と同じくらいまで回復し、残りの60％は後遺症が残ったり、死亡したりするとされている。後遺症が残る人の内訳は以下のとおり。

・社会生活が困難な人＝約23％
・何とか自立できる程度の後遺症が残る人＝約20％
・死亡する人＝約17％

脳梗塞が起きる前に、T・I・A（Transient Ischemic Attack＝一過性脳虚血発作）が発現していることが少なくない。

脳動脈に詰まった血栓が数秒～数十分の間に押し出されて、一時的に発現した脳梗塞の症状が消失する状態をいう。患者は「気のせい」などと見過ごすことも少なくないが、T・I・Aの発作後、3カ月以内に20％の人が脳梗塞を発症する。そのうち半数はT・I・Aを起こしてから、数日以内に、脳梗塞を起こす。

脳梗塞を起こすリスクを予測できる

「脳梗塞」を起こすリスクを予測する方法＝「ABCD」スコアを次に紹介する。以下の当てはまる項目の合計点数が「3〜4点以上」の人は、本格的な脳梗塞になるリスクが高い。

1.年齢が60歳以上：1点
2.血圧が140／90以上：1点
3.体の片側が麻痺：2点
4.麻痺なしの歩行障害：1点
5.症状持続時間が60分以上：2点、それ未満：1点
6.糖尿病あり：1点

2014年12月18日付医療情報サイト「メディカルオンライン」に、京都大学ゲ

ノム医学センターの田原康玄准教授らによる「脳卒中（脳梗塞、脳出血）の危険性を予測する簡単な検査法」が掲載されている。

「1400人の男女（平均年齢＝67歳）に、1分間、片足でバランスをとってもらい（片足立ち）、MRIスキャンを実施した」ところ、「片足で20秒立てない人の場合、脳内の微小な血栓や出血がある確率が高まる」ことがわかった。

2カ所以上の軽度脳卒中のある人で「約33％」、1カ所の脳卒中のある人では「約16％」にバランス障害（片足で20秒以上立てない）がみられるという。

一般に脳卒中の危険因子として、高血圧、高脂血症（血中のコレステロール、中性脂肪が高い）、糖尿病、肥満、喫煙などがあげられる。

しかし、私は30年以上も前から、脳卒中は「尻欠ける病」だと主張してきた。

40歳も過ぎると誰しも、尻、大腿、下肢の筋肉が衰えてくる。すると筋肉内の毛細血管も少なくなり、下肢に存在していた血液は行き場がなくなり上半身に上昇していく。よって、上半身の腕で計る血圧は高くなる。さらに上昇した血液は脳に溢れ（脳溢血）、脳動脈のなかで血栓や出血を起こす。そういう状態が「尻欠ける病」だ。

下半身の筋力・筋量が低下すると、「片足立ち」の持続時間が短くなるのは必然だ。

脳梗塞の予防には、ウォーキング、スクワット、ももあげ運動、貧乏ゆすり、テニス、水泳など、なんでもよいので下半身の筋肉を鍛えることが一番大切だ。

9 【旧常識】高血圧には降圧剤で治療?

【新常識】降圧剤を飲むな! 脚を鍛えよ

日本人の半数が「高血圧」のカラクリ

気温が下がってくると血圧は上昇傾向になる。寒さのために、血管が収縮して細くなるので、心臓はより力を入れて全身に血液を送り出そうとするからだ。

心臓が収縮して大動脈へ血液を送り出すときの圧力が「収縮期血圧」(俗にいう「上の血圧」)で、心臓が拡張して全身の静脈から心臓に血流が流れ込むときの血圧が「拡張期血圧」(下の血圧)である。

2000年までは血圧の正常値は上＝140mmHg未満、下＝90mmHg未満であり、「高血圧」は、上＝160mmHg以上、下＝95mmHg以上で、その中間は「境界型高血圧」と呼ばれ、もちろん降圧剤の処方はされていなかった。

ところが2000年に日本高血圧学会が高血圧の基準を突然、上＝140mmHg以上、下＝90mmHg以上に引き下げ、さらには血圧を下げる場合の目標値を上＝130、下＝85とした。この基準からいけば、日本人の少なくとも約４０００万人、多く見積もると約６０００万人が高血圧ということになる。

「高血圧」が長く続くと、脳卒中（出血、梗塞）、高血圧性心臓病（心不全）、虚血性心臓病（狭心症、心筋梗塞）、高血圧性腎臓病（→腎不全→透析）、腹部・胸部大動脈瘤破裂、脳血管性認知症などを発症しやすくなるので、西洋医学では投薬により何がなんでも１４０／９０mmHg未満に抑え込もうとする。

脳、心臓、胃腸、腎臓、肺など、ありとあらゆる体内の臓器は、血液が運んでくる種々の栄養、水分、酸素、ホルモン、免疫物質などを糧にして、生活（その臓器特有の働き）を営んでいる。よって、血圧を必要以上に無理に下げると、こうした臓器に栄養が十分に届けられないので、健常な働きが完全に遂行できず、以下の表のような副作用が表れることもあるのだ。

なにしろ「血圧」は全身の臓器に血液を送り届けるための「心臓の圧力」である。血圧が上昇するということは、なんらかの理由（血管が動脈硬化で細くなっている、病気の臓器が血液を大量に必要としている、など）があるからだ。

血圧が高くなると脳卒中を起こしやすくなる、ということで、高血圧になるとすぐ

降圧剤の副作用

精神神経症状	頭痛、頭重、めまい、耳鳴り、眠気、不眠、悪夢、うつ状態、全身倦怠
循環器症状	顔面紅潮、動悸、血圧低下、むくみ、のぼせ、立ちくらみ、頻脈または徐脈
消化器症状	吐き気、食欲不振、胸やけ、口渇、便秘、下痢、腹痛、肝機能値（GOT、GPT）の上昇
泌尿器症状	腎機能低下（クレアチニン、尿素ちっ素の上昇）、性機能低下
呼吸器症状	空咳（とくにACE阻害剤で）
過敏症	発疹、かゆみ
骨筋肉の症状	間欠性跛行、手足の冷え
その他の症状	女性化乳房（とくに、利尿剤のスピロノラクトンなどで）

に降圧剤が処方されるが、これも考えものだ。

一時が万事、高血圧というのは、血液を要求している病気の細胞に血液を廻し、病気を改善しようとする反応なのに、わざわざ降圧剤を使って血液を下げようと必死になることを愚の骨頂と言わずして、何と表現しよう。降圧剤を長く服用すると、血流が悪くなり、脳血栓や心筋梗塞をおこしたり、うつ病が発症したりする。降圧剤を服用している患者さんが「血圧が正常になったのはよいが、全く活力がなくなり、やる気はなくなるし風邪もひきやすくなった」と愚痴をこぼすことがあるが、

高血圧の原因

原因	血圧上昇のメカニズム	対処法
塩分摂取過多	血液中に吸収された塩分は周りからの水分を引き寄せて血液の全体量が増える。それを押し出す心臓はより大きな力（高血圧）が必要となる。	塩分を尿から排泄するK（カリウム）を多く含む、野菜、果物を多く摂取する。
摂取過多	肉、卵、牛乳、バター、マヨネーズに代表される動物性脂肪の摂取過多が動脈硬化を促して血管が細くなる。	抗脂血、抗血栓作用を有するEPA（アジ、サバ、イワシ等の青魚に含まれる）やタウリン（エビ、カニ、イカ、タコ等に含まれるアミノ酸）を多く摂取する。
ストレス	心身に負担（ストレス）がかかると、それに対抗するため、副腎よりアドレナリン、コルチゾールが分泌され、交感神経が緊張して、血管が収縮する。	運動、入浴、趣味に打ち込む等で気持ちよくしてリラックスの神経（副交感神経）を働かせる。 呼気=7秒、吸気=3秒の「呼吸法」も、副交感神経を優位に働かせて血圧を下げる。

血流が悪くなり、種々の臓器への栄養供給が十分でなくなると、前掲の表のような「副作用」が生じるのは当然といえよう。

ただし、高血圧により、脳出血やくも膜下出血などの脳血管障害がおこりやすいというのも、また事実である。よってあまりに血圧が高く、頭痛・めまい・吐き気などの高血圧によるサインがあるときは、降圧剤による血圧のコントロールは必要不可欠だ。要は、高血圧の原因である動脈硬化を改善し、「高血圧」を必要としない状態を作り出すことこそ重要である点を強調したいわけだ。

よって、降圧剤なしでも、正常血圧に保てるような生活習慣を身に付けることが肝要である。

正常血圧を保つ生活習慣

それには「高血圧」の原因を理解し、それに対処する生活習慣を励行する必要がある。

一般的、公約数的には前掲の図で示される。しかし、若い人には高血圧に悩む人は少ないし、年齢と共に高血圧患者は増えてくることからして、高血圧は「シミやシワ、白髪や薄毛」などと同じく、「老化現象」の一面がある。

「老化は脚から」ともいわれるように、足、腰、尻など下半身の筋力・筋量が低下してくると種々の老化現象が出現し、血圧は上昇してくる傾向がある（詳しくは拙著『高血圧の9割は「脚」で下がる！』〈青春出版社〉参照）。

若いときは尻、太ももなどの筋肉が発達しており、その筋肉内を走っている毛細血管の数も多く、下半身に血液が潤沢に巡っており、「頭寒足熱」の健康状態にある。

歳と共に下半身の筋力や筋肉が減弱してくると、毛細血管の数も減り、行き場を失った血液は上半身に集まってくる。その結果、上半身の腕で計る血圧が上がってくるのである。

よって、ウォーキングをはじめとする運動、スクワット、ももあげ運動などで下半身の筋肉を鍛えると、上半身の血液が下半身に降りてきて、血圧は下がってくる。

また、筋肉運動により「プロスタグランジン」「タウリン」などの「降圧物質」の産生分泌が増加し、血管が拡張し、また利尿も促進され、塩分、水分も排泄されて血圧が下がってくる。

「老化は脚から」といわれるが、「高血圧の最大の原因は脚（の弱り）」と考えてよい。

高血圧をはじめ、心臓病、糖尿病、痛風、脳卒中などの生活習慣病を防ぐために筋肉の鍛錬は極めて大切である。

10 【旧常識】心臓病（狭心症・心筋梗塞）は運動してはいけない？
➡【新常識】心臓病には軽い運動はしたほうがよい

心臓病に運動禁止は間違い

日本人の死因の第2位を占め、毎年20万人近くの人の命を奪っているのは、心筋梗塞、狭心症などの虚血性心臓病である。これは欧米人の死因の1位を占めるもので、運動不足と高脂肪食の摂りすぎにより、動脈硬化をおこし、心筋へ栄養と酸素を送り届けている冠動脈が細くなり、血行が悪くなったり血栓を作ると虚血性心臓病がおこる。

よって、欧米で一時ジョギングブームが湧きおこったのも、1997年米国上院の栄養学改善委員会が、「栄養学の目標」を出して、肉、卵、牛乳、バターなどの高脂肪食の摂取を国民レベルで制限するようにしたのも、主にこの虚血性心臓病の予防のためであった。

よって、米国では狭心症や心筋梗塞の発作で患者が入院してきて症状が安定すると、速やかに歩行や軽いジョギングをさせようとする。しかし、日本では全く逆である。「心臓病」に対しては、なるべく安静を守らせようとする。我々、一般人も「心臓病」というと、すぐ「安静」を考えがちだ。これは虚血性心臓病という欧米型の心臓病が流行してくるまでは心臓病というと「先天性」「梅毒」「リウマチ熱」などを原因としておこる心臓弁膜症であり、この場合は、いかに心臓の負担を軽くするかが最重要であるため、運動を制限したわけだ。

虚血性心臓病でも、心不全に陥り、頻脈、肺水腫、下肢のむくみなどがある時は、もちろん運動は厳禁であるが、健康診断や人間ドックで、「狭心症」や「心筋梗塞の疑い」と診断された場合は、散歩から始めて、少しずつスポーツを始めるとよい。この時は、もてる体力の60％くらいの力でやると、心臓への致命的な負担を与えることはない。60％の力と言うのは、

（160）―（自分の年齢）／分

という脈拍の運動ということだ。

運動すると、筋肉が発達し、毛細血管の数が増加するので、それだけ血管の抵抗も少なくなり心臓の負担が軽くなる。

また、運動することで筋肉が収縮弛緩する（乳しぼり効果という）と、末梢血の心臓への還流もよくなり、心臓の働きを助けることになる。

――▼「栄養の目標」１９７７年米国上院栄養学改善委員会発表――


１炭水化物で１日の摂取カロリーの50～60％を占めるようにすること。

２脂肪での摂取カロリーを１日摂取カロリーの30％に減少させること。

３飽和脂肪酸（動物性脂肪）を減らし、不飽和脂肪酸（植物性の油）の量を増やし、せめて半々の割合にすること。

４コレステロールの摂取を１日３００ミリグラムにとどめること。

５砂糖の消費量を現在の40％まで減少させること。

６食塩は１日３グラムまで減少させること。

具体的には

１果物、野菜、未精白の穀物（玄米、玄麦、とうもろこし）、鶏肉、魚、スキムミルク、植物性の油の摂取を多くすること。

２全乳（牛乳）、肉、バター、砂糖を多く含む食品、塩分、脂肪類をうんと減らすこと。

11

【旧常識】30人に一人が不妊症治療をしている?

【新常識】妊娠したければ空腹の効能に目覚めよ

不妊治療の前に妊娠の誤解を解く

「妊娠を希望し、1年間性生活を行っているのに妊娠できない」という不妊症に悩むカップルは、6組に1組にもなる、という。現在、数十万カップルが不妊治療を受けており、生まれてくる赤ちゃんのうち約30人に1人が不妊治療の末に誕生しているという。子宝を授かるまでに、「ベンツ1台分」「マンション1戸分」の支出をしたというカップルもいらっしゃるという。

週2日以上の健常な性生活をしていれば、3カ月以内で約50%、6カ月以内で約70%、1年以内で約90%が自然妊娠可能であるというのが医学的見解だ。

不妊症のカップルが増えている大きな理由が、晩婚化とされる。女性は35歳、男性は40歳を過ぎるとそれぞれ卵子や精子の質が低下してくる。精子の数が多いほど妊娠しやすいと一般的には思われがちで、実際に禁欲をして精子をためるだけためたあとに、相手の女性の排卵期に射精して妊娠を成功させようと思っている男性もいらっしゃるようだが、専門家に言わせると、それは「NG」であるという。

受精力の強い精子は、精子の尾が活発に動き、前進力の強い精子で、禁欲により精のうや精管内に長くため込まれた精子はむしろその力が弱くなるので、セックスの回数を増やして少量でも元気のよい精子を女性の胎内に送り込むことこそが、生殖力をアップさせる秘訣であるという。

我々団塊の世代（1947〜49年生まれ）は戦後のベビー・ブームに生まれた。戦争に負け、毎日の食料にも事欠き、「空腹」と闘っていた両親から生まれてきたのである。

「空腹」のときは生殖力が増強するのは、食料難に苦しむ南アジアやアフリカの一部の地域にたくさんの子どもたちがいることと関係しているという説もある。数十匹の雌を従えているオットセイの雄は、あまたの雌と交尾をする期間はほとんど絶食するという。

一方、運動不足と飽食のなかにどっぷり浸かっている、日本をはじめ先進国の人々のなかには、不妊症で悩むカップルが多い。食料・栄養が不足し、その個体の生命が危ぶまれるときは、子孫だけは残そうとする本能が働き、生殖力が強くなり子だくさんになるのかもしれない。

重ねていうが、このところ、「空腹の効能」が以下のように続々と科学的に証明され、発表されている。

（1）Sirtuin遺伝子（長寿遺伝子）の活性化（2000年、米国マサチューセッツ工科大学のL・ギャラン教授）

（2）胃から、記憶を良くし、自律神経や心臓を強くする「グレリン」が分泌される。

（3）autophagy（オートファジー）——自食作用＝2016年、ノーベル生理学・医学賞を授与された大隅良典博士のご功績）。人体60兆個の細胞内の老廃物、古いタンパク質、病原体が分解・処理される。

我々は空腹の効能を、今一度しっかりと認識すべきかもしれない。

2章

いま疑うべき命にかかわる医学常識

1 ←【旧常識】がん早期発見時代でもがん人口が減らない？

【新常識】再発・転移がんの元を断つ時代

「がん」による若死激増は肉・卵・牛乳等の高脂肪食が原因か

今や、日本人男性の平均寿命が81歳、女性で87歳と日本は世界でトップレベルの長寿国である。「今、生きている日本人の誰もが、平均的にこの年齢まで生きられる」と勘違いしている人が多いが、早計にすぎる。

「平均寿命」とは、「今年生まれた0歳児の平均余命」のことである。つまり、今年の平均寿命は赤ん坊たちの「予測寿命」ということになる。

仮に、男女合わせた平均寿命を85歳としてみる。1世代＝30年として、55歳以下で亡くなった人を「早死」としよう。

2014年に亡くなった有名人に限っても、以下のとおりがんで早死された方が目立つ。

・1月20日：斉藤仁さん（54歳）胆管がん…ロサンゼルス五輪、ソウル五輪の95キ

ロ超級の柔道金メダリスト
・5月2日：柳生真吾さん（47歳）咽頭がん…テレビ番組『趣味の園芸』（NHK）のキャスター、父は俳優の柳生博さん
・5月22日：丸山夏鈴さん（21歳）転移性肺がん…タレント
・5月22日：大内義昭さん（55歳）食道がん…音楽プロデューサー、『愛が生まれた日』がミリオンセラーに。
・5月28日：今井雅之さん（54歳）大腸がん…俳優
・7月11日：岩田稔さん（55歳）胆管がん…任天堂社長
・9月19日：黒木奈々さん（32歳）胃がん…アナウンサー
・9月24日：川島なお美さん（54歳）胆管がん…テレビドラマ『失楽園』などで有名な女優

1975年の医師数が約13万人、がん死者数も約13万人だった。その後の40年間で、医師数は約32万人増加しがんに関する研究や治療は格段に進歩したとされているのに、14年のがん死者数は36万人を越えた。

60年から毎年9月は「がん征圧月間」と銘打ち、官民挙げて「がんの早期発見・早

期治療」によるがん征圧に躍起になっているが、それをあざ笑うがごとくがん死者数は減るどころか激増している。医師たちは過酷な労働に耐え、懸命の治療の努力をしているにもかかわらず、この様である。

早期発見は「早期」ではない

ということは、西洋医学の方向性、論理、やり方が、正鵠を射ていないのではないかと考える人も少なくないだろう。

早期発見こそががん征圧の最重要ポイントである、と西洋医学は断言する。

しかし生物学的にみると、がん細胞が1個体内に発生して、それが分裂増殖して医学が早期発見できる最小の大きさ（直径＝0・5センチ、がん細胞＝10億個＝1グラム）に成長するまで最低10年、長くて30年、平均なら20年かかるとされている。よって、臨床医学（内科、外科、婦人科等）で、〝早期〟発見したときは、生物学的にみるとかなり〝晩期〟発見であるといえる。

また、西洋医学的には、がんの原因は「不明」とされる。がんの治療は──なんらかの原因の「結果」（＝がんという腫瘍）を手術で切り取る、放射線で「焼く」、抗がん剤で壊滅させることでなされている。「結果」を消滅させても、「原因」を取り去ったわけではないのだから、再発や転移をしてくるのは至極当然である。

背景に食の欧米化か

１９５０年から２０１０年までの60年間でみても、平均的にみて肉の摂取量９・8倍、卵6・3倍、牛乳・乳製品が18・2倍と著増し、米が半分、芋類は10分の1と激減した。つまり、肉・卵・牛乳・バター・マヨネーズなどに代表される「高脂肪」の欧米食こそが現代日本人のがんの大きな原因である。

その証拠として、以前多かった胃がんや子宮頸がんなどの日本型のがんは減少して、肺、大腸、乳、卵巣、子宮体、前立腺、すい臓、食道がんなどの欧米型のがんが著増している。

つまり、２０００年も前から漢方医学でいわれるとおり、「食は生命」なのである。「がんの診断」はある日突然下される。しかし、がんと診断できる大きさになるまで、約20年もかかっているのである。よって毎日の生活の中でこそ、がんの予防をすることが肝要である。

まず、高脂肪食は控え、なるべくなら和食中心の食生活にすることを心がけること。

また、82年に米国科学アカデミーが「がんは税金みたいに逃れられるものでない」として、がん予防の野菜として「人参」をあげている。

米国の国立がん研究所が90年から「がん予防効果のある食品のピラミッド」を発表しているが、ニンニク、キャベツ、大豆にも強力な抗がん効果があることがわかっている。日頃こうした食物を存分に食べ、ニンジンとリンゴをきざんで、ジューサーにかけてジュースにして、大いに摂られるとよい。

2 【旧常識】がん検診を受けても死亡数が減らない？ ← 【新常識】医者ががん検診を受けない理由と本当の予防法

いくら検診を受けても総死亡数増の怪？

去る10月20日（2016年）、ラグビー界の至宝、平尾誠二さんが胆管細胞がんで亡くなった。享年53歳。2015年にはオリンピック柔道重量級2連覇の斉藤仁さん、女優の川島なお美さんも同じがんで、ご両名とも54歳で逝去された。

胆管は、肝臓（肝細胞）で合成された消化液（胆汁）を十二指腸まで運ぶ管で、肝臓の内部を通って外部へと流れてゆく。胆管細胞がんは肝臓内の胆管にできるがんで、肝臓の外の胆管にできた場合は肝外胆管がんという。

胆管細胞がんはがんの死因の約4％で、症状としては、黄疸、発熱、食欲不振など、胆石と似た症状が発現する。手術が可能な場合の5年生存率は約40％、手術ができない場合のそれは約10％である。

ウイルス（主にC型、B型肝炎ウイルス）が原因で発症する肝細胞がん（肝がんの

90％）に比べると予後が格段に悪い。もちろん西洋医学的には原因不明である。

さて、こうした有名人のがん死が報道されると、翌日から日本中の医療機関でのがん検診の受診者が増えるという。

新潟大学医学部名誉教授の岡田正彦医学博士の著書『医者の私が、がん検診を受けない9つの理由』（三五館）が話題になっている。

がん検診を受けた人と、そうでない人を追跡調査（ランダム化比較試験）したデータによると、以下の結果が導かれるといい、これが岡田氏ががん検診を受けられない理由だという。

1. 大腸がん検診では、総死亡減少が認められない
2. 肺がん検診では、検診を受けた人のほうが総死亡率が高いという結果もある
3. 乳がんや前立腺がんでは、無治療でも数年でがんが消滅したり、がんが腫大・転移せず天寿を全うする例がある

早期発見より予防が大切

1975（昭和50）年の医師数とがん死者数はほぼ同数の約13万人。その後、40年

間で医師数は31万人に増え、がんに対する研究や治療は格段に進歩したとされるのに、2015年、がんで亡くなった者は36万人超。1960（昭和35）年から、9月はがん征圧月間と銘打って国をあげてがんの早期発見、予防のキャンペーンがなされている。しかし現実はこの「様」である。

ある新聞の健康欄に、「川島なお美さんや、任天堂の岩田聡社長（胆管がん＝享年55歳）は人間ドックや健康診断も定期的に受けられていたと聞いています。なぜがんが見つからなかったのでしょうか」という旨の質問が投稿されていた。それに対する医師の回答は、以下の通り振るっている。

「人間ドックには、たくさんの検査項目がありますが、信頼できるのは、身長と体重だけです」

こうした諸事情は西洋医学のがんに対する検診、予防法（早期発見）、治療法の混迷の深さを如実に示している。

がんの診断は、ある日、突然下される。しかし、体内にがん細胞が1個発生し、分裂、増殖して、医学で発見できるほどの大きさ（直径＝0・5センチ、がん細胞＝10億個）になるまで約20年かかるとされている。がんは沈黙の超慢性病なのである。よって、がんは早期発見よりも、がんにならないための日常生活における予防のほうが、ずっと大切なわけだ。それには、以下が大切である。

1. 欧米食は少なくし、和食を多くする——ここ30年で増加してきた、肺、大腸、乳、卵巣、子宮体、前立腺、すい臓、食道がん、胆管がんは、肉、卵、牛乳、バター、マヨネーズなどに代表される欧米食の摂取過剰と大きく関連している。

2. 1日の平均体温を示す午前10時の脇の下の体温が、36・5度以上になるよう努力する——がん細胞は35・0度でもっとも増殖し、39・6度以上になると死滅するとされる。がん増加の背景に日本人の低体温化（1957年の脇の下の平均体温＝36・9度、2016年は35・8～36・1度）がある。

よって運動、入浴、サウナなどで体を温め、塩、味噌、醤油、明太子、塩鮭、漬物などの体温を上げる作用のある塩分の多い食物も、食べたいときは忌避せず食べるべきだ。

3 【旧常識】がん細胞はなぜ生き延びるのか？
【新常識】ノーベル賞のオートファジーからがん細胞の弱みを知る

病気で早死する若者短命化の理由

去る10月3日に、ノーベル生理学・医学賞に輝いた東京工業大学名誉教授の大隈良典博士の受賞理由は、「栄養を失って飢餓状態に陥った細胞が、生き延びるために自らを食べる作用＝autophagy（オートファジー）」の解明だ。

「オートファジー」の具体的な機能は次の通り。

1.細胞内の栄養の「再利用」
2.細胞内の不要物質を分解して掃除する「浄化」作用
3.細胞内に入り込んだウイルスなどの病原体や有害物質を分解して細胞を守る「防御」作用

一方、ヒトや動物が飢餓（極度の空腹）にさらされたときに、正常細胞が過剰な糖分、脂肪、タンパク質や病的細胞などを食べて栄養にして生き延びようとする現象が以前から知られていた。これを「autolysis」（オートリシス：自己融解）という。

また、がん細胞が宿っている人体や動物が、飢餓や高熱にさらされると、がん細胞は自殺する。これを「Apotosis」（アポトーシス）という。

つまり、動物や人体内では、飢餓のときに、病気を癒したり、健康を増進したりする力（治癒力、免疫力）が旺盛になることがわかる。

空腹の歴史に学べ

人類300万年の歴史は、ある面「空腹の歴史」だったといっても過言ではない。地震、洪水、山火事、干ばつなどの天変地異により、食料の捕獲がままならず、常に空腹を強いられてきた。よって体内には、空腹のときに生き延びる機能がたくさん備わっているのである。

お腹が空いて血糖が下がりフラフラしているときに血糖を上昇させるホルモンは、アドレナリン、ノルアドレナリン、グルカゴン、サイロキシンなど、10以上も存在する。しかし食べ過ぎて血糖が上昇したとき、それを下げるホルモンはインスリンひとつしか存在しない。

我々現代人は、これまで経験したことのない飽食の時代を生きている。だからこそ、過剰の栄養素の処理の仕方がわからず高血糖（糖尿病）、高脂血症、脂肪肝、高尿酸血症（痛風）などの明らかな「食べ過ぎ病」のほか、がんや肺炎、アレルギー、自己免疫疾患など、ありとあらゆる病気を患い、もがき苦しんでいる。

なぜなら、免疫力の主役である白血球の働きも満腹のとき低下し、空腹のとき増強するからだ。

空腹のすぐれた効能

日本には100歳以上の長寿者（百寿者）が約6万9785人いらっしゃる半面、20～40代の若者ががんや心臓病などで、どんどん亡くなっている。「親が子供の葬式をする」という「逆さ化現象」があちこちで起こっているのである。

百寿者たちは病院や健康診断、人間ドックなどほとんどない環境で、毎日家事労働を強いられ、よく歩き、粗食と空腹のなかで生きてきた人たちである。

百寿者たちと早死にする55歳以下の〝若者〟たちの寿命の長短を決めている要因は、

肉・卵・牛乳・バター・マヨネーズに代表される高脂肪食の摂取の多寡、筋肉労働や運動の量の差などであろうが、ひとつにしぼれといわれると、私は日常的に「空腹」を経験したことがあるかどうかという点を指摘したい。

空腹の効能については、空腹のときに「オートファジー」「オートリシス」「アポトーシス」などの現象が発現するほかに、細胞の中の「sirtuin（サーチュイン：長寿遺伝子」が活性化することを、2000年に米国マサチューセッツ工科大学のレオナルド・ガレンテ教授が証明している。

最低でも1日1回、空腹の時間を設けること、そしてお腹が空いてから食事をする（空いていないなら食べない）ことなどを心がけることによって、健康・長寿を心がけたいものである。

4 【旧常識】白血病は治らない？
⬅【新常識】白血病も治る時代になってきた

池江璃花子さんも発症の白血病を解き明かす

去る2月12日（2019年）、競泳選手の池江璃花子さんが「白血病」であることを公表し、日本全国に衝撃が走った。

池江さんといえばバタフライなど個人競泳5種目の日本記録保持者で、昨年のアジア大会では6冠を達成、2020年の東京オリンピックでは金メダル候補の筆頭である。

池江さんが白血病であることをテレビのニュースで知ったとき、胸が締めつけられた。四十数年前のことを思い出したからだ。

私が長崎大学医学部を卒業してすぐ入局した内科が血液内科で、来る日も来る日も白血病の患者さんの治療に明け暮れていた。ときに受け持ちの患者さんが週に2、3人も亡くなられることがあり、自分と医学の無力さにずいぶん落ち込んだものだ。当

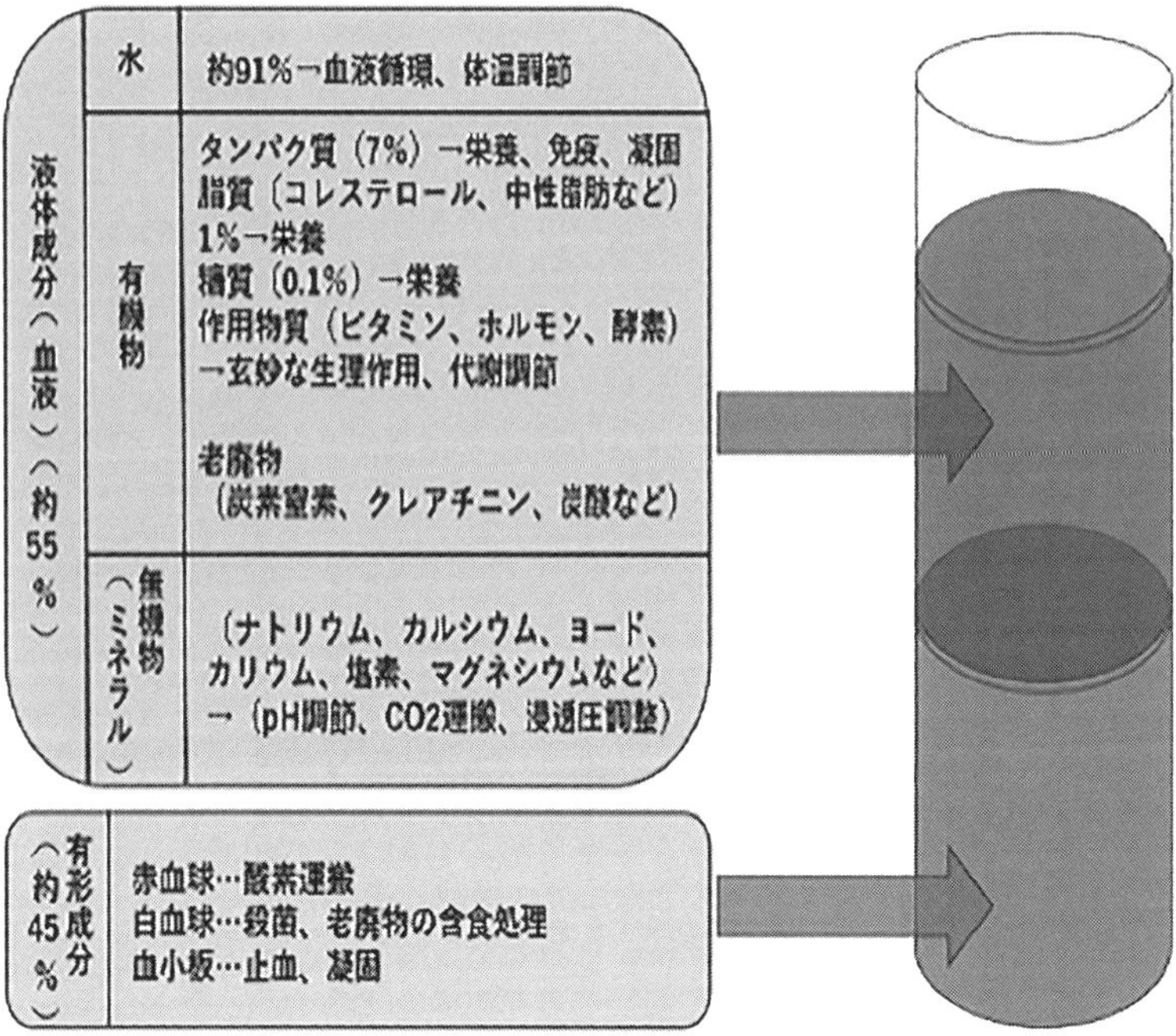

時は「白血病＝死」というのが普通だった。

　さて、「白血病」の説明の前に、血液について簡単に説明してみる。

　採血した血液をガラス管の中に注入すると、赤血球、白血球、血小板などの有形成分は重いので下方に沈んでいく。液体成分は上方に残る（上図）。

　白血球は左図のように、顆粒球、リンパ球、マクロファージに分類される。

　赤血球、白血球、血小板などの血球は骨髄の中で造血幹細胞

白血球の構成		働き
顆粒球（約60%）	好中球	細菌の捕食・殺菌・血液中の老廃物の処理
	好酸球	5%以下。アレルギー反応の原因物質のヒスタミンを中和し、アレルギー疾患の治癒を促進
	好塩基球	2%以下。ヘパリンを放出して血栓を防いだり、脂肪を低下させる
リンパ球（約30%）	B細胞	抗体（免疫グロブリン）をつくって、ミサイルのように病原菌その他の抗原に向かって発射・攻撃
	ヘルパーT細胞	免疫システムの司令塔。キラーT細胞の成長を助けたり、B細胞に抗体の産生を命令
	キラーT細胞	ウイルスに感染した細胞を直接破壊
	NK細胞	マクロファージと似た働きをする。特にがん細胞の攻撃
	サプレッサーT細胞	免疫細胞が外敵を全滅させると、キラーT細胞やB細胞にそれを知らせ、戦争を終結させる
マクロファージ（約5%）		体内に侵入したホコリ、死滅した細胞、血管内壁のコレステロールなど、何でも食べるスカベンジャー（掃除屋）。血液内以外にも、肺・脳・肝臓・腸などに存在。サイトカイン（白血球生理活性物質）を放出してがん細胞を攻撃。抗原（病原菌など）を完全に破壊できなかった場合、ヘルパーT細胞に、緊急事態を知らせ、免疫システムの奮起を促す。

からつくられる。たとえば顆粒球は骨髄の中で骨髄芽球→前骨髄球→骨髄球→後骨髄球と成長し、桿状球、分葉核球になって血中に出てくる。

白血病は骨髄の中で、骨髄芽球から後骨髄球までの幼若白血球（主に骨髄芽球）が異常増殖して骨髄を占拠し、赤血球や血小板などの成長するスペースを少なくしてしまうので、赤血球減少（貧血、息切れ、動悸）、血小板減少（出血、吐血、下血、皮下出血）などをきたす。

激増した骨髄芽球などは流血

中にも出てくるので、血液検査をすると白血病の診断がつく（確診は骨髄穿刺によってなされる）。骨髄芽球は顆粒球が持つ本来の働き（殺菌）ができないため、血液中の白血球が骨髄芽球などで多くなっていても、病原菌を貧食・殺菌する力がないので肺炎や敗血症などの感染症を容易に起こす。これが急性骨髄性白血病である。

リンパ性白血病も同様に、骨髄の中で幼若リンパ球が増殖しすぎて起こる。白血病は、

【白血病】

〈急性白血病〉
- →急性骨髄性白血病
- →急性リンパ性白血病

〈慢性白血病〉
- →慢性骨髄性白血病
- →慢性リンパ性白血病

に分類される。

白血病の治療とは

白血病と診断されると、作用機序（メカニズム）の異なる数種類の抗がん剤を使っ

ての多剤（化学）療法が行われる。

がん（白血病）細胞のみならず、正常の白血球、血小板、赤血球はおろか、胃、肝臓、腎臓など、人体すべての臓器の細胞を抗がん剤で攻撃するのだから、脱毛、嘔吐、下痢、感染症（肺炎、肝膿症）、出血、肝臓や腎の機能障害など、ありとあらゆる症状が出現してくる。しかし、抗がん剤に対しては正常細胞よりがん（白血病）細胞のほうが感受性が強いので、がん細胞のほうがダメージが大きく、「治療」が成り立つのである。

正常細胞のほうが抗がん剤のダメージからの回復も早いことを利用して、血液（正常の白血球、血小板、赤血球）が回復次第、順番に化学（抗がん剤）治療を繰り返して、白血病細胞を減らしていく。白血病細胞がほとんどなくなって、一見治癒したように見える状態を寛解という。ここまでを「寛解導入療法」という。

この後、完全治癒を目指して「地固め療法」や「維持・強化療法」が抗がん剤を用いて行われる。

しかし、これでも再発する患者さんには近年「骨髄移植」なども行っているので、それによって四十数年前より今は格段に治療成績が上がっているのである。こうした西洋医学の治療技術の進歩によって、俳優の渡辺謙さん、女優の吉井怜さん、元宮城県知事の浅野史郎さんらの有名人も、完全に社会復帰されている。

池江さんは人並み以上の体力と精神力を持ち合わせておられる。辛い治療を乗り越えて必ずや治癒されるものと確信してやまない。

さて、漢方医学では、白血病は色白で冷え症の人がかかりやすいとされる。池江さんもそうだし、亡くなられた女優の夏目雅子さんも透き通るような色白の肌を持っておられた。

漢方医学の「相似の理論」では、色白の人は白い血球（白血球）が増える白血病にかかりやすいと考える。色白の人がみな白血病になる、というのではなく、白血病にかかった人は色白の人が圧倒的に多いという意味だ。西洋医学の医師からは一笑に付されるかもしれないが。

よって、漢方医学では、白血病の人や貧血（赤血球という赤い色の血球が不足）の人には、色の濃い食物（赤～黒）をしっかり食べるように推奨されている。たとえば玄米、黒パン、黒豆、黒ゴマ、海苔、黒砂糖、黒酢、紅茶、味噌、醤油、梅干し、ゴボウ、人参、生姜、山芋などの根菜類、赤ワイン、梅酒、紹興酒などである。

5 【新常識】赤ら顔は突然死の兆候
←【旧常識】赤ら顔は元気の印？

「突然死」の人に共通の要注意事項

「突然死」は「事故などによる外傷や自殺などではなく、なんらかの病気のために24時間以内に死亡すること」と定義されている。中高年のみならず、40歳未満の人の突然死も少なくないので要注意だ。年間、9万人くらいの人が突然死しており、交通事故死の約20倍にもなるので、他人ごとで済まされるものではない。

種々のデータから最大公約数的にいうと、突然死のうち心臓性（心筋梗塞など）が3分の2を占め、群を抜いている。次が脳出血や脳梗塞などの脳血管系の病気で10％強。その次が大動脈瘤破裂と続く。つまり、突然死の大半は、心臓・血管系の病気から起こっている。季節性による要因もある。10月から増え始め、寒い時期の12月と1月がピークになる。曜日は月曜日が最多である。

1日のうちでは、午前・午後とも6時から8時が一番多くなる。寒い時期は血圧も上昇し、血液を固まりやすくする血小板の凝固能も亢進して、血栓症（心筋梗塞や脳梗塞）が起きやすくなる。午前6～8時は、やはり血小板の凝固能が高まる。

月曜日は土日でゆっくりとリラックスしていたのに、「仕事をしなければならない」という緊張感（ストレス）により、副腎よりアドレナリンが分泌されて血圧が上昇。血液凝固の亢進が起こり、突然死が増えるのである。よって日頃から、ウォーキングをはじめとする運動、入浴、温泉、サウナなどで体を温める必要がある。運動や入浴はストレスも発散してくれる。

漢方医学的にいうと、突然死する人は「赤ら顔」の人がほとんどだ。「顔が赤い」（ピンク色の顔色の人は、健康の証であるが、少しくすんだ黒っぽい赤さ）、「手のひらが赤い」「歯茎に紫や茶色の色素沈着がある」などの所見を、漢方医学独特の表現で「瘀血《おけつ》」といい、血液循環が悪いことを意味している。「瘀」は「滞る」という意味である。食べすぎや運動不足で、血液中にコレステロール、中性脂肪、糖などの栄養（過剰）物質、尿酸、乳酸、ピルビン酸などの老廃物が多くなると、血液はドロドロに汚れて、血液の流れが悪くなる。つまり「汚血」→「瘀血」になる。

また、過食や運動不足ではなくても、冷え性の人（特に女性）は、血管が縮まり、血流が悪くなる。清流もせき止められると、汚れて澱んでくるように「瘀血」→「汚血」となる。つまり「汚血」＝「瘀血」なのである。

「汚血」「瘀血」が体内に生じると血管を拡張して、血液をスムーズに流そうとするメカニズムが働く。よって顔の皮膚の血管の拡張（赤ら顔）や、手のひらの血管の拡張（手掌紅潮＝手のひらの赤味）が生じてくるのである。

つまり「赤ら顔」や「手のひらが赤い」人は体内の血液の流れが悪く、脳動脈や冠動脈（心臓の筋肉に栄養を送る血管）で、血栓ができやすく、脳梗塞や脳出血、心筋梗塞などを起こしやすいわけだ。

ただ、人間の体は常に「健康になろう」というメカニズムが働いている。よって「瘀血」＝「汚血」に陥ると、汚れた血液を体外へ排泄して、血液を浄化しようとする。それが、皮下出血、鼻血、痔の出血、女性の場合は生理過多として表れてくる。

「赤ら顔」の人は、こうした「出血傾向」があり、心臓・脳・血管系の病気を発症しやすいことを肝に銘じて、日頃から「食べすぎ」を避け、ウォーキングやスポーツに励み、シャワーで済ませずに湯船に入る入浴やサウナ浴を励行する必要がある。

「顔や手のひらの赤味がうすくなってきたら血行が良くなった」と考えられていい。

6 【旧常識】熱中症にはこまめに水分を摂れ？

【新常識】熱中症には毎日入浴、発汗体質が先決

危険な熱中症、なぜ室内でも多発!?

5月（2017年）中旬以降、日本各地で「30℃以上の真夏日」が観測されており、それに伴って「熱中症」で搬送される人もうなぎ上りに増加している。

熱中症は文字通り「熱に中（あた）る」という意味で、体の内外の「熱さ」によって引き起こされるさまざまな症状である。つまり「体内の熱産生が高まっても、外界への熱放射が困難な状態」で起こる。

前兆として「頭重」「倦怠感」「あくび」「めまい」「手足の運動障害」が起こる。ひどくなると「痙攣」や「精神錯乱」を起こし、「体温上昇（特に40℃以上）」をきたす。

熱中症は、「炎天下の高温と直射日光が原因」と考えられがちであるが、温度より影響が強いのは、実は湿度である。よって、28℃くらいの温度の室内で発症することもよくある。高湿度の環境下では汗をかいても蒸発しないので、気化熱による体温低

下が起こらず、「熱中症」にかかりやすくなる。気温30℃以下でも、湿度が60パーセントを超えたら要注意だ。

熱中症と思われる人がいたら、

（1）衣服をゆるめ、胸元を開き、放熱を助ける

（2）日陰の涼しい場所に横に寝せる

（3）うちわや扇風機で頭や首など上半身を冷やす

（4）冷水や、冷水でしぼったタオルで頭や首を冷やす

（5）水分（スポーツドリンクや昆布茶、自然塩を含んだ水、茶など塩分を含む水分）を補給する

などをしてあげ、それでも症状が改善せず意識が薄れていくようなら、すぐ救急車を呼ぶことだ。これが、一般的な熱中症対策である。

「水中毒」に気づけ

さて、「暑い日の熱中症の予防対策」として、「こまめに水分を補給する」ことが勧められているが、水分の「摂りすぎ」には思わぬ落とし穴があるから要注意だ。

日本人の死因の2位（心疾患）と4位（脳血管疾患）が「血栓症」であるから、ここ20年くらい「血液をサラサラにするため」に「水分を1日2リットル以上飲むこと」「こまめに水分の補給すること」などと指導されている。

しかし、飲みたくもない水分を不必要に摂り、体内に余分な水分が多くなると、「肩こり」「頭痛」「めまい」「耳鳴り」「ふわっとした感じ」「不安」「不眠」「動悸」「吐き気」など、身体症状のほかにも、精神症状も含んだ、多彩な不定愁訴が出現する。これを漢方医学では「水毒」といい、2000年も前から「水分の摂りすぎ」について警鐘を鳴らしていた。

「水毒」は漢方医学独特の概念かと思っていたら、そうではなく、西洋医学にも「水中毒（water poisoning）という用語があった。『NANZANDO'S MEDICAL DICTIONARY』（南山堂）によると、「水を多飲して排泄と排尿の平衡が破れると、不安、めまい、頭痛、吐き気、下痢、痙攣、アタキシー、昏睡などの症状を呈し、はなはだしい場合には死に至る」と「水中毒」の詳細がなされている。

よって、飲みたくもない水分を無理して摂取し、今述べた症状のひとつでも2つでも発現したら、「水（中）毒」を疑う必要がある。「水（中）毒」の具体例については次回に譲る。

体温調節能力を高める

さて、話を「熱中症」に戻す。

50年前までの我々の幼少期から青年期までは、クーラーなどは存在せず、うちわや扇風機で涼をとっていた。炎天下で長時間歩いたり、労働したりすることで、日射病にかかる人はいたが、その予防には麦わら帽子をかぶることを勧められていた。当時の室内は、今よりずっと蒸し暑かったが熱中症にかかる人はほとんどいなかった。

よって今流行の熱中症は、暑熱や湿気だけが原因ではないといえる。

真の原因は「我々、現代人の体温調節機能が低下、劣化している」点である。暑いときは発汗する。その汗（水分）が蒸発（気化）していくときに、気化熱を体から奪って、体温を低下させる。このメカニズムで人類は何百万年もの間、暑さをしのいできた。

しかし最近はいたるところにクーラーが設置されており、汗をかく機会が減った。その結果、「発汗による体を冷却する能力が劣化してきた」ために、熱中症で倒れる人が増えた、といっても過言ではない。

よって日頃から、運動、入浴、サウナ浴、岩盤浴、ホットヨガなどを励行して発汗し、体温調節（低下）能力を高めておくことこそが、真の「熱中症対策」といえるのではないか。

7

【旧常識】日射病はあったが熱中症は50年前はない、なぜ？

【新常識】発汗体質でない現代人の手当はももの付け根と脇の下を冷やす

熱中症で死なないための対策リストと応急処置法

７月（２０１８年）の３連休は東北から九州にかけて高気圧に覆われ、全国で35℃以上の猛暑日になる地域が続出した。７月15日には京都府の福知山市での38・8℃という最高温度にびっくりさせられたのもつかの間、16日には岐阜県は揖斐川町で39・3℃、多治見市で39・0℃、岐阜市で39・0℃、美濃市で38・8℃、郡上市で38・8℃、群馬県伊勢崎市で38・8℃が観測されるなど、全国９２７観測点のうち６４６地点で真夏日（30℃以上）、そのうち１８６地点で猛暑日（35・0℃以上）を記録した。まさに「灼熱地獄」日本列島となった。

その結果、まず全国で熱中症によって救急搬送された方、亡くなった方は以下のようになった。

28℃の室内で熱中症にかかる人がいるなど、暑熱に弱くなった原因はずばり「エアコン」にある。

エアコンがなかった50年くらい前までの日本では、炎天下で労働をしたり、運動をすることによる「日射病」は存在していたが、「熱中症」は存在しなかった。暑さによって体表に大量に出てくる汗が蒸発するとき、気化熱が体の熱を奪い取り、体を冷やしてくれていたからだ。

家庭の室内、オフィスや学校のなか、バスや電車のなかで活躍してくれるエアコンは、我々に快適な夏を提供してくれる半面、発汗の機会を奪い、その能力を低下させて、結果として熱中症の多発を招いたといってよいだろう。

7月	救急搬送された人数	死亡した人数
14日	1535人	6人
15日	2061人	3人
16日	2020人	5人

よって日中エアコンのなかで過ごしがちの人は、シャワーですませず湯船につかる入浴をする、温泉施設に行きサウナに入る、運動をする、など発汗することを心掛けるべきである。

なお甲状腺機能低下症（粘液水腫、橋本病）、自己免疫疾患の強皮症やシェーグレン症候群、アトピー性皮膚炎などの病気では、汗腺が萎縮して汗が出にくいので、熱中症を起こしやすい傾向があるので要注意だ。

また高血圧、心臓病、腎臓病、むくみなどで利尿剤を服用している方は、恒常的に体内に水分不足の状態が存在し、やはり発汗量が少なくなり熱中症にかかりやすくなる。

糖尿病の人はもともと三大合併症のひとつ、神経障害により発汗機能が低下する傾向があるし、そのうえ血液中の糖分と水分を尿中に捨てる糖尿病治療薬（ＳＱＬＴ２阻害薬）を服用している方は、さらに熱中症に対する十分な対策が必要となる。

予防法として一般的に言われていることは、以下である。

（1）のどの渇きを感じる前に、スポーツドリンクや1リットル（コップ5～6杯当たり1～2グラムの食塩を溶かした水をちびりちびり飲む

（2）野外での運動や労働では、30分ごとに10分の休息をとる

ただし、「めまい」「頭痛」「吐き気」「手足のしびれ」「筋肉の硬直」などの熱中症の症状が発現した場合、すぐに救急車を呼ぶか、近医に搬送する必要がある。それま

での応急処置として、以下などが必要である。
（1）日陰や冷房の効いた部屋に移す
（2）体熱を逃がすため、衣服（襟やベルト）を緩める
（3）大きな動脈が走っている首や太ももの付け根、脇の下を氷や水に濡らしたタオルなどで冷やす
（4）うちわや扇風機などで、上半身（特に首から上）を冷やす

3章

いま疑うべき
生活習慣病にかかわる医学常識

1 【旧常識】高齢化社会の生活習慣病はどんどん増える、なぜ？
【新常識】筋肉をつけるとうつも生活習慣病も消えていく

WHO、世界的な運動不足に警鐘…がん等の病気リスクを避けるには歩け

スポーツの秋である。心身の病気の予防や改善のために、積極的になんでもよいので運動をやりたいものである。

WHO（世界保健機関、本部ジュネーブ）が9月5日（2018年）、「世界の成人（18歳以上）の28％（約14億人）が運動不足であり、糖尿病、心臓病、がんなどの生活習慣病に罹る危険性が高い」という研究報告を英国の世界的な医学誌「Lancet」に掲載した。

これは168の国・地域の190万人を対象に、2016年時点での統計を解析したもの。世界全体で運動不足の人の割合は男性23％、女性32％であるが、欧米の高所得層では高く（米国40％、ドイツ42％）、その原因として自家用車の普及や肉体労働の不足（デスクワーク中心の仕事）が挙げられている。

日本での運動不足の人の割合は、36％（男性34％、女性37％）だったという。
「WHO」は運動不足解消のために、
（1）一週間で150分以上のウォーキングや軽いサイクリングなどの適度の運動
（2）一週間で75分以上のランニングやエアロビクスなどの激しい運動
を図るように推奨している。

年齢とともに筋力と筋肉量が低下する状態「sarcopenia」（サルコペニア）が注目されるようになってから、「筋肉（運動）が健康増進や病気予防にいかに大切か」についての研究が欧米の先進国でなされるようになった。「sarcopenia」に陥ると、歩行速度が遅くなり、転倒骨折のリスクが増加し、がん手術後の合併症（肺炎や貧血、食欲不振、歩行障害）のリスクも格段に高くなる、という。

人間の体重の約40％が筋肉で、その70％は腰から下に存在する。（体の）筋肉は実に約600種類も存在し、その中で最大のものが大臀筋（尻の筋肉）と大腿四頭筋（太もも）である。年齢とともに老化が進んでくると、尻の筋肉が削げ落ちて下がり、大腿（太もも）も細くなり、下半身が寂しくなってくる。このころから膝や足の痛みなどの整形外科的疾患のほかか、高血圧、脳卒中、心筋梗塞、糖尿病、がんなどの内科的疾患の罹患も増えてくる。
それはなぜか。以下の通り、筋肉の生理的効能を見れば、その解答はおのずと見えてくる。

筋肉（筋肉運動）、特に脚の筋肉の生理的効能に注目

（1）産熱を促し、免疫力を高める
運動や肉体労働をして発汗が始まる頃には、体温が約1℃上昇しており、免疫力が一時的に5～6倍になる。
（2）血流をよくし、心臓機能を助け、血圧を下げる
筋肉が動くと、筋肉内に走っている毛細血管が収縮、拡張する（milking action＝乳しぼり効果）。その結果、心臓の働きを助け、心臓病の予防や改善につながる。また血圧も下がる。
（3）骨の血流がよくなり、骨を強くし、骨粗しょう症の予防や改善に役立つ。
（4）GLUT-4（グルコース・トランスポーター・4）の活性が増加。血糖値が下がる。

筋肉運動で血糖を筋肉細胞内に取り込む「GLUT-4」の活性が増す。

（5）脳の海馬領域の血流が増加し、記憶力が増強。認知症予防になる。

（6）筋肉内からテストステロン（ホルモン）が分泌され、「自信」をつけ、「うつ」の予防、改善につながる

これまで断片的に明らかにされていたが、最近、コペンハーゲン大学のペデルセン博士が発見した筋肉から分泌されるホルモン「myokine」が全世界の医学者の熱い視線を浴びている。現在は30種の「myokine」の存在が明らかにされているが、その主なものは、

・SPARC…大腸がんを抑制
・IL-6…肥満や糖尿病に効く
・FGF-21…脂肪肝を防ぐ
・アディポネクチン…糖尿病、動脈硬化、ストレスなどを防ぐ
・IGF-1…アルツハイマー病を防ぐ

などである。

筋肉運動の基本中の基本はウォーキングである。一年でもっともさわやかな季節でもある秋に、ウォーキングやハイキングを大いに楽しまれるとよい。

2

【旧常識】生活習慣病のモト、メタボをなぜ止められないのか？

【新常識】脚の筋肉をつけるとこんなに病気がみるみる治る

筋肉の衰えはがんや糖尿病から、ボケ・うつにまで直結

暑くて湿気が多い夏が過ぎ、爽やかな秋がやってきた。秋といえば「食欲の秋」であり、「スポーツの秋」でもある。ハイキングに、ウォーキング、テニスにと、存分に筋肉を動かしてスポーツを楽しんでもらいたい。

筋肉は姿勢を正したり、手足を動かしたりする〝器械〟という認識が一般的だ。しかし、体重の約40％（男性では約45％、女性は約36％）が筋肉で、人体最大の器官なのであるから、筋肉を動かさずして、鍛えずして、健康にはなり得ないのである。

人体の筋肉は、約200種、650個も存在し、そのなかで最大の筋肉が大臀筋（尻の筋肉）と大腿四頭筋（太もも）である。筋肉の生理的効能を以下に列挙してみる。

（1）体温の産生

人間の体温の40％以上は筋肉より産生されており、筋肉は人体最大の産熱器官であ

る。体温が1度下がると代謝（metabolism）は約12％減弱する。今、日本の男性の半分以上が「メタボリックシンドローム（内臓脂肪症候群）」に悩んでいる。「内臓脂肪症候群」は意訳であり、「metabolic syndrome」の「metabolic」＝「代謝」なのであるから、「代謝症候群」、もう少しわかりやすくいうと「代謝低下症候群」が正しい和訳である。

昭和32（1957）年の日本人の脇下平均体温は、36・9度であったという。60年後の現在のそれは35・8〜36・1度くらいなので、約1度低下している。前述の通り、1度の体温低下＝12％の代謝低下であるから、体内の糖や脂肪などが十分に燃焼されずに燃え残り、高血糖（糖尿病、高脂血症、肥満）、つまりメタボが発現するわけだ。

体温低下は「メタボ」のみならず、肺炎などの感染症、アレルギー、がん、うつ病など、あらゆる病気の要因になる。なぜなら1度の体温低下で免疫力が約30％低下する、とされているからだ。

交通機関の発達、電気洗濯機や掃除機の普及により、ウォーキングや肉体労働の不足に陥り、筋肉を動かす機会が減ったことが、日本人の体温低下の主な原因である。

（2）心筋の毛細血管の数の増加、狭心症、心筋梗塞の予防肉体労働者やスポーツマンの冠動脈（心筋に栄養を送る動脈）の内径は大きく、心筋の毛細血管の数も多く、冠動脈にバイパスができていることが多いので、狭心症や心筋梗塞にかかりにくい。

（3）骨量を増加させて、骨粗しょう症の予防、改善をする

「骨は加えられた力に反応して強くなる」（Wolff の法則）ので、筋肉運動をすると骨に負荷がかかり、骨量が増加して、骨が強くなる。「弱い筋肉には弱い骨」が「強い筋肉には強い骨」が存在するのである。

（4）糖尿病の予防、改善

筋肉増加により、筋肉細胞内のＧＬＵＴ-４（糖輸送担体）の活性が増し、血液中の糖分の筋肉細胞への取り込みが促進され、血糖が下がる。

（5）血圧の改善

筋肉増加により、筋肉細胞の周辺の毛細血管が増加し、末梢血管抵抗が低下して、血圧が下がる。また「プロスタグランディン」「タウリン」などの「降圧物質」の産生も多くなる。

（6）うつ状態の改善

筋肉増加により、筋肉細胞内でテストステロン（男性ホルモン。女性にも存在）が産生分泌され、自信が湧き、うつが改善される。

（7）記憶力の増強、ボケの予防

筋肉運動は、脳の「海馬」（記憶の中枢）の血流を促して、認知症予防、記憶力増強に役立つ（ニューヨーク大学・A・コンビット博士）。

（8）がん予防

日常運動をしている人の血液内の「NK細胞」（白血球の一種で、がん細胞をやっつける）の活性は非常に高い。

体温が1度上昇すると一時的（数時間）に免疫力は5〜6倍になる、とされている。入浴、サウナ、運動などで発汗が始まる頃に、1度体温が上昇している。何か運動の習慣がある人は、終生続ける。これから始める人は、ウォーキングが基本であるが、室内運動なら、スクワット、ももあげ運動、フラミンゴ運動（交互に1分ずつ片足立ちをする＝50分歩いたのと同じ効果）、貧乏ゆすり（3分やると20分歩いたのと同じ効果）などを汗がにじむ程度に毎日やると、今述べた筋肉（運動）の恩恵を受けられる。

3 【旧常識】女性の不定愁訴にはとりあえず精神安定剤？
⬅【新常識】女性の頭痛・生理痛には「冷え」と「水」をシャットアウト

女性の不定愁訴に精神安定剤は待った！

女性には、血行不順よりくる特有の症状がある。肩こり、頭痛、めまい、耳鳴り、どうき動悸、息切れ、神経痛、あざを作りやすい、痔、生理不順（生理痛）などである。

ほとんどの女性がこの10の症状のうち最低2つ、多くて5つくらいの症状をもっているが、中には全部の症状をかかえて苦しんでいる人もいる。

そもそも肩こりは整形外科、頭痛は脳外科が内科、めまい、耳鳴りは耳鼻科、動悸、息切れは循環器科、神経痛は内科か整形外科、あざは皮膚科か内科、痔は外科か肛門科、生理不順・生理痛は婦人科で診てもらうべき症状なので、この症状を一挙に訴えられると、お医者さんの方も、更年期障害とか自律神経失調症と診断して、精神安定剤を処方したくなるのも当然だ。しかし、こうした不定愁訴を漢方医学では「瘀血（オケツ)」または「血の道症《み》」と呼び、「冷え」と「水」が原因と考える。

女性は元来、冷え性で特に下半身が冷える、という特徴がある。下半身が冷えると、「熱」や「気」や「血」は、上半身へ上昇していき、種々の症状が出てくる。即ち、下から上を押し上げられる症状である「動悸」、「息切れ」、「肩こり」、「吐き気・咳・口臭・口内炎」、「顔の発赤・発疹」、「イライラ・不眠」「めまい・耳鳴り」などで、一括して「昇症」と呼ぶ。

更年期になると、下に向かう症状「降症」である生理、小便、大便の力が弱くなるので上に引っぱり上げられる昇症がますます、強くなるわけだ。

水、お茶、コーラ、ジュース、コーヒーなどの水分や、バナナ、パイン、ミカンなど南方産のくだもの、甘いものなどは、摂りすぎると身体を冷やし、この「血の道症」の原因になる。よって、体を温める塩分の多い陽性食品をしっかり摂り、スポーツや散歩を十分にやり、下半身を温めることが肝要だ。人間の体熱の40％は筋肉で発生しているし、筋肉の70～80％は腰より下に存在するので、歩くことが一番身体を温めるのによい。

さてこうした「血の道症」に対して、漢方では、体力のある人には桃核承気湯《トウカクジョウキトウ》を、体力中程度の人には桂枝茯苓丸《ケイシブクリュウガン》を、体力のない人には当帰芍薬散《トウキシャクヤクサン》を処方する。いずれも血行を良くして身体を温めて、症状の改善はおろか、根本的な体質改善をしてくれる。

しかし、現代医学でも使われる精神安定剤やホルモン剤などの化学薬品は、一時的な症状抑えにはなっても、基本的には必ず身体を冷やす作用があるので、効果はあるが体を冷やし、逆に「冷え」が主因でおこる「血の道症」を悪化させるという懸念がある。

4 ⬅【旧常識】うつ症状に治療法はない？
【新常識】筋肉刺激とショウガの体温刺激で体もうつもスッキリ

「ショウガ」で超健康に！ 気の滅入りやうつ状態まで解消！

2月から4月にかけて、入学試験、卒業、入社……など、過度に緊張する人生の一大イベントを体験し、ホッと一息ついた5月に「だるい」「物憂い」「物悲しい」「やる気が出てこない」「疲れる」などという「うつ」に似た症状、「五月病」を患う新入生や新入社員が少なくない。

胃腸、肺、心臓などの内臓、血管や内分泌器官は、我々の意思とは関係なく、自律神経によって、その働きが調整されている。

自律神経は、「交感神経」と「副交感神経」によって形成されている。

（1）交感神経……脊髄の胸腰部側角に中枢があり、皮膚、血管、内臓に分布する

（2）副交感神経……脳神経の一部に含まれており、脳から末梢の諸器官に分布する

交感神経は「昼の」「緊張の」「活動の」「闘いの」神経といわれ、副交感神経は「夜

［自律神経の働き］

	交感神経	副交感神経
心臓	促進	抑制
脈拍	増加	減少
血管	収縮	弛緩
血圧	上昇	下降
胃腸	運動抑制	運動促進
白血球	増加	減少
気分	高揚	沈静

の」「リラックスの」「休息の」神経といわれる。

あたかも馬の手綱のごとくお互いに拮抗、または協調して、前述の臓器をコントロールしている。

上記表から見てとれるように、「活動時」には交感神経が、逆にリラックスしているときには副交感神経が優位に働いて、飲食物を胃腸で消化、吸収したり、排便や排尿などの排泄現象が活発になる。

よって五月病は、交感神経の緊張が続く人生の一大イベントでの疲れた心身の疲労をとるために、副交感神経を優位に働かせる「休息期間」と考えられる。

交感神経優位へと切り替える方法

しかし五月病の期間が長引くと、本物のうつやうつ状態に陥り、学校を退学したり、せっかく就職した会社を退職する人も出てくるので、なんらかの対策が必要だ。

それには、副交感神経優位から交感神経優位へとスイッチを切り替える必要がある。

（1）腕立て伏せ、スクワット、ストレッチなど、短時間で筋肉に刺激を与える運動を励行する。

（2）熱めの湯（40〜42℃）への入浴、サウナ浴、ホットヨガなどで、交感神経を刺激して、副腎髄質からのアドレナリンの分泌を促す。

（3）七味唐辛子、タバスコ、生姜、ネギ、山椒などの薬味も、アドレナリンの分泌を促すので、うどん、そば、パスタ、ピザ、ウナギなどに存分に振りかけて食べる。

（4）特に「しょうが」は、英和辞典で引くと、（名詞）意気、軒昂、元気、ぴりっとしたところ（動詞）元気づける、活気づける、鼓舞する、と書いてあるほど、辛味成分の「ジンゲロン」「ジンゲロール」「ショウガオール」が気力、体力を高めてくれる。すりおろししょうがをみそ汁、納豆、豆腐、煮物、醤油に「旨い」と思われる量を入れて食べる「しょうが三昧」の生活をされるとよい。また、熱い紅茶に「ハチミツまたは黒糖」と「すりおろししょうが」を「旨い」と思う量を入れてつくる「しょうが紅茶」を1日3杯をメドに飲まれるのもおすすめ。

5 ←【旧常識】副作用の多い化学薬品の薬で治療？

【新常識】ショウガで自然食療法のすすめ

ショウガでがんや脳梗塞まで予防、凄い抗ウイルス作用や免疫力

ショウガの効能について、以前にも述べたが、今回は詳しく説明したい。

ショウガブームが続いている。大小の食品メーカーが、競ってショウガ入りの製品を開発販売している。曰く、「『冷え知らず』さんの生姜ホットスムージー」（永谷園）、「ほっとしょうが」（アサヒ飲料）、「ぽかぽか生姜めしの素」（岩下食品）、「生姜白湯鍋つゆ」（ヤマキ）など、枚挙にいとまがない。

このショウガブームの火付け役は、まぎれもなく私である。昭和57年（1982年）に、東京で内科のクリニックを開業したとき、それまで「人参・リンゴジュース健康法」をはじめとする数々の健康本を上梓したり、玄米食を中心とした自然食療法を提唱したりしていた手前もあり、化学薬品はなるべく使わず、漢方薬処方を中心とする診療をすることにした。

しかし、医学部では漢方薬の講義などなかったので、漢方医学の独学を強いられた。風邪薬の「葛根湯《かっこんとう》」、胃の薬の「安中散」、肝臓病の薬の「小柴胡湯《しょうさいことう》」など、ほとんどの漢方薬に生姜が配合されている。そこで、生姜に関する研究論文を渉猟《しょうりょう》することにした。日本での研究論文は少なかったが、アメリカとデンマークの医学者が、かなり深くて広い研究をして論文を出していた。

それによると、ショウガの辛味成分の「ジンゲロン」「ジンゲロール」「ショーガオール」などに、次のような効能があることが明らかにされている。

(1) 体を温める
血管を拡張して血流をよくし、すべての内臓の働きを活発にすることによる
(2) 白血球の働きを活発にして免疫力を高める
(3) 強心・利尿効果により「むくみ」をとる。
(4) 消化吸収を促進する
(5) 発汗・解熱作用がある
(6) 消炎(炎症を抑える)、鎮痛作用を発揮する

(7) 吐き気をとめる。船酔い、つわり、抗がん剤による吐き気に奏効
(8) 抗菌、抗ウイルス、抗真菌作用がある
(9) 「めまい」に効く
(10) 鎮咳作用を有する
(11) 血栓症（脳梗塞・心筋梗塞）を防ぐ
(12) 健胃作用・抗潰瘍作用がある
(13) 脳の血流をよくして「うつ」に効く

米国医学界で注目、重用されたショウガの長い歴史

1990年から米国立がん研究所が行っているデザイナー・フーズ・プログラムは、がん予防効果のある約40種の食物を重要度の度合いによって「ピラミッド方式」で記したものである。

その最上位にあるのが、ニンニク、キャベツ、甘草、大豆、ショウガ、ニンジンなどである。つまり、ショウガは毎年、36万人超の日本人の生命を奪う死因1位のがんの予防になるのである。

それればかりか、生姜にがん細胞の「アポトーシス」を促す効果のあることが、米国ミネソタ大学のアン・ボード、ジガン・ドン両博士によって最近明らかにされた。アポトーシスとは、「がんが宿っている人体が、飢餓（極端な空腹）や発熱にさらされると、がん細胞ごと自殺する」という現象である。そうした辛い目にあわなくても、生姜の辛味成分がアポトーシスを促してくれるのだ。

こうした「ショウガの効能」を年間１００回以上受ける雑誌や新聞の取材で話し、「医者いらずの『生姜』事典」（ＰＨＰ文庫）などを上梓することにより、ショウガの効能が広く知られるようになり、生姜ブームに到達した、と私は確信している。

もともとインド原産といわれるショウガであるが、紀元前2世紀には古代アラビア人により海上ルートで古代ギリシアやローマに伝えられた。古代ギリシアでは、ピタゴラスがショウガを「消化剤」や「駆風剤（腸内のガスを排出する薬）」として用いており、古代ローマ人は食中毒などの「解毒剤」としても活用していた。

アジアとヨーロッパの香辛料貿易では何百年も、最重要商品が胡椒、2番目がショウガで、中世以降のイギリスでは1ポンド（約４５０グラム）のショウガが牛1頭と同価値だったという。

「14世紀にロンドンでペストが流行し、市民の3分の1が死亡したとき、ショウガを食べることができた貴族たちは、ほとんど死ななかった」というエピソードなどにより、イギリス人もショウガの薬効を知悉していたのだろう。ショウガを表す英語の「ginger」には、英和辞典を引くと、
（名詞）ショウガ、意気軒高、気骨、ぴりっとしたところ
（動詞）ショウガで味付けする、元気づける、活気づける、鼓舞する
とある。

ショウガ紅茶の効能

「子曰く」で有名な儒学の祖、孔子も、「食事するときは、生姜を必ず一緒に食した」という。

現在、我々医師が使う医療用の漢方薬約200種の約70%にショウガが配合されている。「ショウガなしには漢方が成り立たない」といわれる所以である。

すりおろしショウガ（または粉末ショウガ）を味噌汁、納豆、豆腐、うどん、そば、煮物、醤油などに「うまい」と感じる量だけ入れて食べる「生姜三昧」の生活をされ、

また熱い紅茶にすりおろしショウガとハチミツや黒糖を「うまい」と思う量だけ入れてつくる「ショウガ紅茶」を、1日3杯を目途に愛飲されるとよい。

ここに挙げたショウガの効能に浴せる上に、インフルエンザ予防にもなる。紅茶の赤い成分（テアフラビン）がインフルエンザウイルスをやっつけてくれるからである。

6 【旧常識】サウナは心臓に悪い？
【新常識】サウナは高血圧の要因排除

サウナ浴で長生き&病気罹患率が低下！ 高血圧や心不全にも有効

「サウナは大好きだが血圧が高い（心臓が悪い）ので、サウナ浴は控えている」という人は少なくないが、「サウナ浴が心臓病や高血圧によくない」と指導する医師の論拠も多分に観念的である。サウナ室内は90〜100℃と高温なため、「心臓や血管に刺激を加える」「暑熱が刺激になって、副腎髄質よりアドレナリンが分泌されて血圧を上げる」という理屈のようである。

確かに、サウナ浴中は酸素消費量も増加し、心拍数も50〜100%ほど増加して心臓の負担になる。しかし、鹿児島大学病院では、同大倫理委員会の承認のもと、2000年4月より心不全の患者にサウナ療法を施している。

同大病院心臓血管内科の鄭忠和名誉教授は、「心不全の症状を大きく改善し、同時にリラクゼーション効果をもたらす確実な治療法だ」と喝破されている。鄭氏は、「サウナが優れている点は、「湯船での入浴と違って体にかかる水圧の負担がなく、温熱だけの効果が得られるところ」とも指摘されている。「60℃の室内に横になり15分を限度にして温まる」という方法で、それにより深部体温が1℃上昇するという。1日1回、週3回というのがオーソドックスな治療法としている。

血圧は、塩分の摂取過多で血液中の塩分、水分（塩は水を引き寄せる性質から）が多くなることで血液の全体量が増加し、心臓はより力を入れて押し出すので上昇する。また冬の寒いとき、血管が縮んで血流が悪くなることでも上がる。サウナは多量の発汗で塩分と水分を排出し、体が温まることで血管が拡張する。つまり、高血圧の要因を排除することになる。

高血圧性心臓病、心筋梗塞、心臓弁膜症、拡張型心筋症など、多くの心臓病が悪化すると心不全に陥る。その結果、心臓からの血液拍出量が減少し、腎血流量の減少、腎機能低下を惹起して尿の出が悪くなり、下肢からのむくみをはじめ、胸水・腹水などが全身に及ぶ。つまり心不全は、体内の水分を排泄できないという症状である。

その点、サウナで発汗すると心臓の負荷は軽くなる。心不全に対するサウナによる温熱療法の効果のメカニズムとして、温熱により末梢血管の内皮機能が改善する点も

	心臓突然死の発生率	全死亡率
週1回のサウナ浴の人	10.1%	49.1%
週2回のサウナ浴の人	7.8%	37.8%
週3回のサウナ浴の人	5.0%	30.8%

挙げられている。

おかげで病気が消え、元気人をつくる

２０１５年2月23日、アメリカ医師会のＨＰに、フィンランド在住の42～60歳の男性２３１５人を対象にした、「サウナに入る回数と病気の罹患率や死亡率との関係」についての研究論文が掲載された。

上図によると、サウナ浴の回数が多い人ほど、心臓病死だけでなくあらゆる病気で死ぬ確率（全死亡率）も低いことがわかる。「心臓突然死のリスク」は、利用時間「1分未満」に比べて「11～19分」「19分以上」はそれぞれ「7％減」「52％減」であった。

もっとも、サウナ浴に健康効果があるといっても「1回に何分」と決めて、暑さを我慢しつつがんばることはしないほうがよい。暑くなったらサウナ室を出て、水風呂に入るかシャワー浴をする。これを繰り返し、「やってみて、気分がよい、調子がよい」ことを前

提にサウナ浴をすべきだ。

ある程度以上の心臓病や高血圧の持病のある人は、「生兵法は、大怪我のもと」だ。きちんと主治医の指示に従うべきである。

7 【旧常識】健康のために朝食をしっかり食べよ?
【新常識】食べたくなければ食べなくていい（食べすぎ病を止める）

朝食抜き&空腹で健康長寿、「食べすぎ病」ががん・糖尿病・高血圧の元

一般に、「1日3食ではないと体に悪い」「とくに朝食はしっかり食べる必要がある」などという指導がなされている。しかし今、40〜74歳の男性の2人に1人がかかっている「メタボ」（メタボリック症候群）は、高脂血症、高血糖、高血圧（腹囲が85センチメートル以上の男性、または90センチメートル以上の女性）など「高」のつく、「食べすぎ病」である。

「メタボ」の該当者は将来、心臓発作（心筋梗塞）や脳卒中をはじめ、種々の生活習慣病を発症しやすく、医療費高騰の一大要因になるという。そのため国はその対策として、2008年4月1日からいわゆる「メタボ健診」をスタートさせた。

昔の日本人のように、日没とともに就寝し、日の出とともに起床して朝飯前の一仕事、例えば農作業などの肉体労働をした後で、ご飯に味噌汁、つけ物などの「粗食」

をとることは、必要だったであろう。

しかし、現代人は、遅くまで仕事をし、それからお酒を飲みながら食事をするという人が多い。パーティや宴会などがあると、その後の二次会に参加して、またアルコールを口にし、仕上げにラーメンなどを食べて帰宅し、夜12時前後にやっと就寝するということも少なくないだろう。そして、翌朝6時前後に起床して出勤の準備をするわけだが、その時にはまだ胃袋に食物が残っていて、「朝食を食べたくない」という人も多い。

にもかかわらず「朝食はしっかり食べないと健康に悪い」という一般論に呪縛され、胃袋に無理して朝食を詰め込む人が少なくない。その結果、過食になり、高脂血症、高血糖（糖尿病）、痛風、高血圧、がんなどの生活習慣病で苦しむことになるのだから、笑止千万だ。

第二次世界大戦が終結した1945年のヨーロッパや日本では、食糧不足に陥り、多くの人が空腹を余儀なくされた結果、その年の生活習慣病の罹患率が、過去最低を記録したことは、統計が明確に表している。日本でも、「腹八分に病なし、腹十二分に医者足らず」という格言がある。

この40年間で、医師数は13万人から32万人に増加し、医療技術も格段に進歩した日本で、がん死者数は13万人から38万人に増加し、高血圧、高脂血症、糖尿病（予備軍を含む）、痛風に悩む人が、それぞれ約５０００万人、３３００万人、２２００万人、１００万人も存在する。その大きな要因のひとつが、「食べすぎ」にあるのは間違いない。

サーチュイン（長寿）遺伝子を目覚めさせよ

エジプトのピラミッドの墓碑銘に、英訳すると次のような文が書かれているという。

「Man lives on 1/4 of what he eats, the other 3/4 lives on his doctor」

（人は食べる量の１／４で生きている。残りの３／４は医者が食べている）

エジプトの貴族たちの朝の挨拶は、「吐きますか、汗を出しますか」だった。つまり「食べすぎ」と「運動不足」の害を知っていたことになる。

エジプト文明にかぎらず、古代ローマ、古代ギリシャの文明は、その頂点を極めた後に衰退していった。その要因はいくつかあげられているが、その中の大きな要因として病気（ペスト、疱瘡、麻疹）の蔓延があげられる。

どんな病気でも、ある程度以上重症化すると、必ず「食欲不振」と「発熱」を伴う。

「食欲不振」「発熱」により、免疫力を上げて病気を治そうとしているわけだ。よって、逆に「食べすぎ」「冷え」は、病気の二大要因になることがわかる。

「空腹」は、サーチュイン（長寿）遺伝子を活発化させ、健康長寿に導いてくれることを、米マサチューセッツ工科大学のＬ・ガランテ教授が２０００年に発表している。空腹の時は、胃からグレリンというホルモンが分泌されて脳の海馬領域の血行をよくし、記憶力が増し、頭が冴えることもわかっている。

よって、「朝食を食べたくない人」は食べない、食べたい人でも「メタボ」など種々の病気で悩んでいる人は「食べない」で「空腹の時間をつくる」とよい。どうしても食べないと力が出ない人は、「紅茶に黒糖かハチミツを入れて飲む」「チョコレートをつまむ」などすることによって糖分を補うとよい。何しろ脳をはじめ人体を構成する60兆個の細胞の活動源は、ほぼ１００％糖に依存しているのだから。

朝食を「食べない」「お茶（に梅干しを1個）」「ハチミツ又は黒糖入りの紅茶」などにしたことで、「半年で10キログラムやせた」「糖尿病がよくなった」「血圧が下がった」「酒に強くなった」などという喜びの声を寄せてくれた患者さんは多数いらっしゃる。「やってみて調子がよい」ことを条件（前提）に、ぜひ1回試されるとよい。

8

【旧常識】誰でも40すぎると老化する？

【新常識】下半身からくる老化を防ぐ食べ方がある

下半身の衰えを止めるゴボウと山芋、精力低下に劇的効果！

「生成老死」という言葉は、人（生命体）は「生まれて、成長した後は老化していき、やがて死を迎える」という意味だ。よって、成長が終わると、密かに老化がしのび寄ってくる。だから成長が終わる20代頃より、すでに老化が始まる、という説もある。

一般的に、誰しも40歳を過ぎると心身の衰えを感じるものだ。尻が垂れ下がり、大腿（太もも）が細くなり、なんとなく下半身が寂しくなり、力がなくなってくる。その結果、下半身の筋力低下で体重が腰や膝に直接かかることによる腰や膝の痛み、こむら返り（ふくらはぎの筋肉の硬直）、インポテンツ（精力低下）、夜間頻尿などの下半身の症状が発症しやすい。

こうした症状と並行して、糖尿病、高血圧、痛風、脂肪肝、心筋梗塞、脳梗塞、がんなどの内科の病気にも罹りやすくなる。

なぜなら、筋肉には、
（1）糖や脂肪の低下作用
（2）降圧作用（血圧を下げる）
（3）冠動脈を広げて心筋梗塞を防ぐ作用
（4）がん細胞をやっつけるＮＫ細胞（白血球の一種）の活性を増す作用
などがあるからだ。

「腎虚」、下半身の老化現象へ漢方のアプローチ

さて、こうした下半身の筋力の低下からくる老化現象を、漢方では「腎虚」という。漢方の「腎」は西洋医学でいう腎臓はもちろん、ストレスが生じたときにアドレナリンやコルチゾールを分泌する副腎、生殖器、泌尿器（膀胱や尿管、尿道）も含め、「生命力そのもの」を指す。

その「腎」が虚している＝弱っている、すなわち「生命力の衰えた状態」が老化、精力低下やさまざまな生活習慣病（高血圧、心臓病、糖尿病、脳卒中、がんなど）を惹起してくると考えられる。

腎虚に陥る（老化する）と、比例して弱ってくるところが目や耳で、疲れ目、かすみ目、老眼、耳鳴り、難聴などの症状が出現しやすくなる。

以上より、「腎虚」の原因は下半身の筋肉（量、力）の低下である。よって、老化を防ぐには日頃ウォーキングをはじめ、スクワット、ももあげ運動やかかとあげ運動、テニスや水泳など、なんでもよいので下半身を中心とした運動を励行することが大切だ。

ユニークな漢方の「相似の理論」

そして食生活。漢方には「相似の理論」といって、一見荒唐無稽ではあるが、宇宙や生命の真理をついた理論がある。端的にいうと、「形の似たものは、似たような働きがある」というものだ。飛行機が鳥に似せて、船は魚に似せてつくられているのも、相似の理論の応用だろう。

よって「老化」とは、「下半身」（根）の弱りなのであるから、植物の根（根菜）をしっかり摂ると「老化を防げる」ということになる。足腰の冷え・痛み・むくみ・硬直（こむら返り）、（夜間）頻尿、インポテンツ、老眼、白内障、難聴など老化の諸症状に効く「八味地黄丸」という漢方薬がある。文字通り8つの生薬より成っており、そのうち5つが山薬（山芋）をはじめ、「根」の生薬である。見事な相似の理論の応用といってよい。よって老化を防ぐには、日常、ごぼう、人参、レンコン、ネギ、玉ネギ、山芋などを努めて多く食べるようにするとよい。

キンピラゴボウを毎食食べる、人参2本・リンゴ1個をジューサー（ミキサーではない！）にかけてつくるジュースを愛飲する、玉ネギ、人参でつくったサラダを食べる、昼食は「とろろそば」を食べるなど、習慣化するとよい。

100万部のベストセラー『空腹が人を健康にする』（南雲吉則著）ではゴボウ茶が推奨されているが、江戸時代に書かれた食全般に関する書物『本朝食鑑《ほんちょうしょっかん》』（1697年）に「ゴボウは男性の強精剤である」と書いてある。根菜が男性の生殖器を強くするのは相似の理論から当然であるが、ゴボウに含まれる「アルギニン」（アミノ酸）は「精子の成分になる」「女性ホルモンのバランスを整え、生理不順や更年期障害にも著効する」ことが科学的にも証明されている。

漢方医学では山菜（山芋）は「消化を促進し、寝汗、下痢、頻尿、帯下（おりもの）、腰痛、咳、糖尿を癒し、長寿を得られる」とされている。根菜のなかでも、ゴボウや山芋のように、真っ直ぐ、土深くもぐって成長するものが「精力増強」「老化予防」に著効を奏するのである。

9 ⬅【旧常識】自殺は心の病？

【新常識】心の病の一因は低体温にある

3月病を止める！…自殺に走りやすい食事と体温

3月は学校の卒業の月であるが、人生を卒業（自殺）する人も少なくない。自殺者は一年のうちで、11月から3月がほかの月に比べて多い。

我が国における自殺死亡者数は、1998（平成10）年に3万人を超し、2003（平成15）年には3万5000人に近づいた。自殺者数の増加が社会問題化し、06（平成18）年には議員立法により「自殺対策基本法」が成立し、翌年には政府が推進すべき自殺対策の指針として「自殺総合対策大綱」（9項目48施策）が策定され、国・地方公共団体、医療機関、民間団体等が密接な連携を図りつつ自殺対策を強力に推進することとされた。

こうした努力が奏功し、自殺死亡者数は10（平成22）年より減少し始め、12（平成24）年以降は3万人を下回っている。しかし、17（平成29）年においてもいまだ2万

1321人であり、主要先進7カ国の中で我が国の自殺死亡率（人口10万人当たりの自殺者数）はもっとも高い。

17（平成29）年の日本人の死亡原因の8位が自殺であり、15〜34歳の人たちの死因の1位でもある。自殺の原因として、一般的には、

（1）病気
（2）金銭問題（失業、会社の倒産、借金など）
（3）家庭内の人間関係
（4）職場での人間関係（就職失敗、上司からの叱責など）

などが指摘されている。

しかし、（1）〜（4）の境遇に陥っても自殺しない人のほうが圧倒的に多いのだから（1）〜（4）は自殺の「原因」ではなく、「誘因」といってよい。

「冷え」と「低体温」は自殺を誘発…

さて、自殺者の90％は「うつ病」か「うつ状態」にあるという。自殺者の多い国として、ハンガリー、フィンランド、スウェーデン、ロシアなど北欧の国々、日本では

秋田県、青森県、岩手県、新潟県などの「雪国」が挙げられる。季節的には11月から3月が多い。また、一日のうちで自殺の一番多い時間帯は、気温や体温がもっとも低くなる午前3時から5時である。ここまで読まれて「自殺の本当の原因」が何であるか、ひらめいた方も少なくないだろう。「冷え」と「低体温」こそが「自殺の本当の原因」なのだ。

日本人の脇の下の平均体温は、1957(昭和32)年には「36・9℃」もあったという。今は「35・8~36・2℃」が平均体温だ。約60年間で「約1℃」も下がったのである。その結果、免疫力が低下し、がん、脳卒中、心臓病、肝臓病、精神・神経疾患など、ありとあらゆる病気が増加する下地をつくった。

体温が1℃低下すると免疫力は30%低下し、発熱、入浴、サウナ、足湯などにより、体温が1℃上昇すると、免疫力は一時的に5~6倍になる、という。がん細胞も35・0℃くらいの低体温でもっとも増殖し、39・6℃以上の高温になると死滅する。

日本人の体温が低下した要因として、以下があげられる。

筋肉運動、労働の不足……交通機関、家電製品の発達普及によるウォーキング、家事労働などの筋肉運動の減少(体温の40%は筋肉で産生)

塩分摂取の極端な抑制……60年前の東北の人の塩分の平均摂取量は約30 g／日、鹿児島の人は約14 g。今は9 g未満が望ましいと指導されている。塩分は体を温める作用が強力だからこそ、寒い東北地方の人々が好んで食べた。

水分摂取の過剰……「血液をサラサラに」という大義のため、飲みたくもない水分を多くとると体が冷える。雨に濡れると体が冷えるように。

体を冷やす食物の過剰摂取……西洋医学、栄養学には食べると「体を冷やす食物」や「体を温める食物」が存在するという概念はない。しかし、漢方医学では2000年も前から前者を「陰性食物」、後者を「陽性食物」と峻別し、健康増進や病気治療に役立ててきた。

体を冷やさない食事の大切さ

簡単にいうと、外観が「青・白・緑」の食物＝陰性食物、「赤・黒・橙」の食物＝陽性食物といってもよい。陰性食物を摂りすぎると体が冷える。類似の食物で含有カロリーがたとえ同じでも、陰性食物は食べると体を冷やすし、陽性食物は体を温める。

夏にビール、キュウリ、冷ややっこを食べるとうまいのは、体を冷やす陰性食物だからであり、冬に肉、卵、ネギ、醤油ですき焼きをつくって食べるとうまいのは、これらが陽性食物であるからだ。

ただし、色が濃いのに体を冷やす食物としてトマト、カレー、コーヒーがある。それぞれ熱帯の、南米、インド、エチオピアの原産だからだ。暑いところでとれる食物は体を冷やし、寒いところの食物は体を温めるというのは天の摂理である。

「陰性食物が体に悪い」というのではなく、摂りすぎると体を冷やして免疫力を落とし、うつやがんなどの種々の精神、身体疾患の発症要因になる。よって、日頃「うつ傾向のある人」「自殺願望のある人」は、塩、味噌、醤油、明太子、ちりめんじゃこ、塩じゃけ、佃煮、漬物、赤身の肉、赤ワイン、日本酒の熱燗など陽性食物をしっかり飲食し、ウォーキングなどの筋肉運動を積極的に行い、入浴、サウナ、岩盤浴などで体温を上げれば、うつの予防や改善、自殺予防になる。

10 【旧常識】お酒は健康を害する?
【新常識】お酒を百薬の長にする二合止め飲用

お酒は認知症・がん・脳梗塞の予防と長寿遺伝子も活性化

「酒は百薬の長」と昔からいわれている。江戸時代の慶応元年に生まれ、昭和61年に120歳で亡くなった徳之島の泉重千代翁は、毎日黒糖の焼酎を飲んでいたという。

横山大観画伯は、毎日日本酒2升（3.6リットル）を飲みタバコ100本を吸っていたが、「あまりに多すぎる」ということで、80歳のときにそれぞれ半分に減らしたというが、89歳まで長生きされた。

梅原龍三郎画伯も、酒好きの父に勧められ、少年時代から酒に親しんだとのことだったが、97歳の天寿を全うした。

私が長寿の調査に5回赴いたコーカサス地方（ジョージア共和国）の百寿者たちは、毎日赤ワインをかなり多量に飲んでいた。

このように、アルコールは健康長寿に役立ち「百薬の長」になり得ると推測される。

しかし医学的には、1日に日本酒なら2合、ビールなら大瓶2本、ウイスキーダブルなら2杯、ワインならグラス2～3杯、焼酎なら2～3合（水またはお湯で割った場合）が適酒とされている。とはいっても、アルコールに強い体質と弱い体質の人がいらっしゃるので、一概には言えない。

強い人で、これ以上飲んでも「翌朝二日酔いがない」「健康診断の肝機能検査の項目にあるγ-GTP（正常範囲70mg／dl）が正常」なら「2合以上」でも「適酒」ということになる。

「適酒」をすると、

（1）動脈硬化を防ぐ善玉（HDL）コレステロールが肝臓内で多量に合成される。

（2）血管内皮細胞からは、ウロキナーゼ（血栓溶解酵素）が多く産生される。

（1）（2）により、高血圧、脳梗塞、心筋梗塞の予防や改善になる。

脳の活性化も

その他、「適酒」により、

（3）ストレスを発散し、睡眠を良くする。

（4）がんを抑制する。

デンマークの防疫研究所で、2万8000人の男女を30年間、追跡調査したところ、週にグラス1～13杯のワインを飲む人は25％、週にグラス14杯以上のワインを飲む人は50％、肺がん発症のリスクが低下すると発表している。

（5）糖尿病のコントロールを良好にする。

日本臨床内科医会が会員医師1249人を通じ、1万2821人の糖尿病患者とアルコールの摂取量を調べた。血糖のコントロールの良否を表すHbA1c（2～3カ月の血糖の平均を表す＝3.5～6.2％が正常値）の値と、飲酒量を調べたところ、

・非飲酒者：HbA1c7.12％
・1合未満の人：同6.93％
・1～3合飲む人：同7.03％
・3合以上飲む人：同7.31％

という結果が出た。「3合未満の飲酒なら、むしろ血糖のコントロールが良好」ということになる。

（6）脳を活性化し、認知症やアルツハイマー病を防ぐ。

フランスのボルドー大学のオウゴゴゾ博士らは、65歳以上の３７７７人を調査したところ、赤ワインを毎日3～4杯飲む人は非飲酒者に比べて、認知症やアルツハイマー病の発症が4分の1以下だったと発表。アルコールが脳の血流をよくするから、とのこと。

（7）胃液の分泌をよくして、食欲を増す。

（8）赤ワインのレスベラトロールが長寿遺伝子を活性化する。

「空腹」により、細胞内の「Sirtuin（別名、長寿）遺伝子」が活性化されることは、米マサチューセッツ工科大のL・ガレンテ教授が２０００年に発表している。

赤ワインの紫の色素である「レスベラトロール」も、この長寿遺伝子を活性化するという。

アルコールの種類によっても、効能に特長がある。

・焼酎…ウロキナーゼ産生能力が一番強い

・白ワイン…食中毒菌（E・コリー、サルモネラなど）を殺菌

・赤ワイン…レスベラトロールが心筋梗塞を防ぐ。また長寿遺伝子を活性化する

・ラガービール…ミネラル・シリコンを多く含み、骨を強くする
・黒ビール…大麦由来の水溶性食物繊維を含み、整腸作用に優れる
・ウイスキー…気持ちをリラックスさせるGABAの働きをよくする

昔の人は、名言を残している。

「一杯は人酒を飲む、二杯は酒酒を飲む、三杯は酒人を飲む」

くれぐれも飲み過ぎにご注意を。

11 【旧常識】海老・イカ・タコ・貝は高コレステロール食品？

➡【新常識】魚介類は生活習慣病治療にもってこい

海老・イカ・タコ・貝、驚きの健康増進&病気予防効果

10月は陰暦で「神無月（かんなづき）」という。日本の神道でいう神様たちが、一斉にいなくなるからとの由。その神様たちはどこへ行かれるのかというと、出雲（島根県）に集まられるという。よって、島根県では10月は「神有月（かみありづき）」と呼ばれる。

「1」「2」「3」はギリシャ語で「mono」「di」「tri」といい、「8」は「octa」である。英語の「octopus」（octo＝8、pus＝足）が8本足の「たこ」であることからも、「octa」は「8」であることがわかる。

英語で10月は「october（オクトーバー）」といい、本来は「8月＝8番目の月」の意である。それなのに、ローマ皇帝「Julius」（紀元前100〜44年）と「Augustus」（同63〜紀元後14年）が「July＝7月」「August＝8月」として入ってきたので、本来は8月の「October」が「10月」に繰り下がったのだ。

前口上の講釈はさておき、欧米ではdevil fish(悪魔の魚)として忌避される「octopus(たこ)」を食べる国々が、イタリア、スペイン、ギリシャなど地中海の国々である。こうした国々では、たこのみならず、海老、イカ、貝、魚などの魚介類のほか、オリーブオイル、野菜、豆類、果物などを多く食べ、乳製品や肉類の摂取は、ほかの欧米諸国に比べて少ない。

こうした「地中海食」は「和食」と共に、「健康長寿食」として世界中の脚光を浴びている。実際、地中海の島々を訪れると、100歳以上の長寿者がたくさんおられる。さて、今でも、海老、カニ、イカ、タコ、貝、牡蠣などの魚介類は、高コレステロール食品として「好きだけど控えている」とおっしゃる人が少なくない。

コレステロール減少の元、多量のタウリン含有

しかし、この「魚介類＝高コレステロール食品」は40年も前、1977年に大阪大学内科教授（当時、のちに大阪大学総長）の山村雄一博士によって否定されている。

山村教授らの研究グループらはコレステロール測定において、それまでの「比色法」にかわり、コレステロールにしか反応しない酵素を利用して分析器で厳密に測定する「酵素法」を考案した。

その結果、魚介類のコレステロールは意外に少ないこと、比色法ではコレステロールと化学構造のよく似た6種類の別物質（2・4—メチレンコレステロール、β—シトステロール、ブラシカステロール等）を測定していたことを突き止めた。

しかも、こうした魚介類には遊離アミノ酸の「タウリン」（人体内では筋肉、心筋、脾臓、肺、脳、脊髄、肝臓等に分布している）が多く含まれ、次のような薬理効果を発揮することが明らかにされている。

1. 肝臓の解毒能を強化する
2. コレステロール系の胆石を溶解する
3. 血液中のコレステロールを減少させる
4. 強心作用を発揮する
5. 不整脈を改善する

6. 血圧を正常化させる
7. 筋肉疲労を取り去る
8. アルコールの害を防ぐ
9. 精力を増強させる
10. インスリンの分泌を促し、糖尿病を予防する
11. 視力の回復に役立つ

秋が深まると共に海水の温度も下がってくると、魚介類の身もしまってきて、その味もますます旨くなる。

食欲の秋。海老、カニ、イカ、タコ、貝、牡蠣を酒の肴に、また寿司のネタにして存分に食べ、ますます健康を増進していただきたいものだ。

12

【旧常識】毎食、白米や白パンは栄養不足の食生活!?

【新常識】白米は玄米の粕(カス)、「生命」のある食生活に変えよ

白米がおいしいと喜んでいてはいけない

白米は玄米から胚芽を取り除いたものであり、文字通り粕(カス)である。表に示すように食品成分上でも、かなりの差がある。

「白米に足りない栄養素を、他の野菜や豆や肉で補えば、それでよいのではないか」という栄養学者の意見もあるが、そうはいかない。

玄米は蒔けば芽が出るが、白米は腐る。つまり、玄米には生命が宿っている。「生命」とは、科学も人知も及ばない最高のバランスであり、栄養素の構成上も最高のバランスを保っている。

体内のビタミンB1が少量不足すると脚気になるし、Cが不足すると壊血病になる。ことほど左様に、わずかの栄養素の不足が重篤な病気をおこすのであるから、「生命」のある食物とない食物の差は、分析的な栄養素の問題以上の計り知れないものがある。

◆玄米100グラム、白米100グラム中の栄養素の比較

栄養素		玄米	白米	効　用
タンパク質		7.4グラム	5.7グラム	*植物性タンパク質であるから、人体の消化生理には、最も適したタンパクである。
脂質		2.3グラム	0.8グラム	*植物性脂肪(不飽和脂肪酸を多く含む」。不飽和脂肪酸は、血中のコレステロールの低下作用がある。
糖質		72.5グラム	75.4グラム	*玄米食の場合、繊維とともに消化されるので急速な血糖上昇を抑える。そのため、糖尿病の予防にもなる。腹持ちもよくなるため過食の害を防げる。
繊維(セルロース)		1.0グラム	0.3グラム	*腸壁を過度に刺激し、便通をよくする。腸がんの予防になる。コレステロールの多い食品を摂りすぎても、腸でのコレステロールの吸収を阻止し、便として体外へ排出してしまう。
ミネラル	カルシウム	10ミリグラム	6ミリグラム	*歯骨の形成。血液をアルカリ性に保つ。神経の興奮を鎮める。血液が固まるときに必要。
	ナトリウム	3ミリグラム	2ミリグラム	*細胞外液(血液など)に多く存在し、体液浸透圧との調節に重要な役割をする。
	リン	300ミリグラム	150ミリグラム	*骨や歯の成分、PHの調節、ブドウ糖の消化管での吸収を助ける。糖分の燃焼の際の助酵素として働く。、
	鉄	2ミリグラム	1ミリグラム	*ヘモグロビン(赤血球内の血色素)の構成成分として、酵素運搬に重要な働きをする。体の全組織内に存在し、細胞の呼吸作用に関与。
ビタミン	B_1	0.36ミリグラム	0.09ミリグラム	*糖が燃焼してエネルギーを出す過程に必須。不足すると疲れ、食欲不振、神経炎、心臓の肥大などの脚気がおこる。
	B_2	0.1ミリグラム	0.03ミリグラム	*成長促進作用、不足すると口角炎、舌炎。
	B_6	620	62	*タンパク・脂肪の代謝に必要。不足で口内炎、神経炎。
	K	＋	−	*血液凝固物質(プロトロンビン)の合成に関与。
	L	＋	−	*母乳の分泌を促進。
	E	＋	−	*不妊・流産の予防。妊娠の継続、若返り、老化防止。
	ニコチン酸	4.1ミリグラム	1.4ミリグラム	*不足すると、皮膚炎(ペラグラ)、消化障害、神経障害。
	パントテン酸	1.5ミリグラム	0.75ミリグラム	*TCAサイクルに関与、腸内細菌の働きを正常に保つ。
ビオチン		12	6	*生の卵白と結合するので、卵白の多量摂取で欠乏症(皮膚炎、貧血)。
葉酸		20	3	*不足すると悪性貧血になる。とくに妊娠中は不足しやすい。
イノシトール		111.4	11.0	*(イノシトール)+(リン酸) → (フィチン酸)
コリン		20	3	*欠乏すると脂肪肝になり肝臓の働きが弱る。
フィチン酸		240	41	*胚芽に多く含まれる水銀などの農薬や、地球上に多量に存在するストロンチウム90(小児白血病の原因の1つになる)を体外に排泄する作用。

もぎたてのりんごがおいしいのも、活きづくりの刺身が旨いのも、とりたての野菜の味がよいのも、すべて「生命」があるからだ。

生命が失せると活性酸素が発生して、過酸化脂質などの有害物質を作り、身体に有害だ……云々、というのも一理あるが、それだけでは済まされない。地球上のあらゆる動物が、食べる物の生命をいただいて、自分の生命の火を燃やしている。死物を食べる動物はほとんどいない。

生命のない精白穀物（白米、白パン）、殺菌牛乳、無精卵、肉（動物の筋肉の一部）……化学調味料、化学薬品……など、「生命のないもの」を口にする人間に、これだけの病気が発生するのも、むべなるかな……である。

完全が「生命」なら、不完全は、「不健康、病気」であるから。

4章

いま疑うべき
緊急手当にかかわる医学常識

1

【旧常識】自律神経失調症には打つ手がない?

【新常識】季節の変わり目には不快症状をとるサウナが一番

梅雨の不快さや体調の崩れ、一発でスッキリする方法

毎年5、6月の季節、段々と湿度が高くなると共に、梅雨に入るとそれが最高潮に達し、うっとうしさも極まってくる。

梅雨時は、急激な気圧の変動に伴い、頭痛やリウマチ、古傷の痛みの悪化という「気象病」を起こしやすいばかりか、自律神経の失調もきたしやすい。その上、日照時間が少なくなるので、睡眠ホルモンといわれる「メラトニン」の脳での産生分泌が不足し、睡眠不足に陥り、ひどくなると「梅雨うつ」を患う人もいらっしゃる。

さて、自律神経は我々の意思とは関係なく、心臓、血管、胃腸、肺、肝臓、内分泌臓器などの内臓の諸器官の働きを調節している。自律神経は交感神経と副交感神経より成っており、交感神経は「昼の、緊張の、活動の、闘いの」神経といわれ、副交感神経は「夜の、リラックスの、休息の」神経といわれる。

あたかも、馬の手綱のごとく、お互いに拮抗、または協調して、内臓の諸器官をコントロールしている。（前掲123ページ表を参照）

寒いときは交感神経が働いて体熱の産生を促し、体表の血管を縮めて、熱の放散を防ぐ。逆に暑いときは副交感神経が優位に働き、体熱を体外に発散させるために体表の血管や毛穴を弛緩させる。

梅雨時は蒸し暑い日があったり、「梅雨寒」で急に寒くなったり、また暑いのでクーラーをつけたら体が冷えすぎたりと、交感神経と副交感神経の調節機能がとても狂いやすくなる。その結果、血圧の乱降下、動悸や頻脈、食欲過剰や食欲不振、便秘や下痢といった自律神経失調に陥る人がいらっしゃるわけだ。そこに、日照量の不足→メラトニンの分泌低下→不眠が加わると、「梅雨うつ」の危険が高まる。

サウナ浴のうつ解消効果

そう簡単に、自律神経が働きを狂わせないようにするには、短期間で「暑さ」と「寒さ」の刺激を与えるようにするとよい。

一番手っ取り早い方法が、サウナ浴だ。サウナファンの人は、誰しもご経験済みの通り、

・サウナ浴＝5～10分（副交感神経を刺激）
・冷水浴（手足に水をかけ徐々に体をつける）（交感神経を刺激）
・休息＝5～10分（副交感神経が働く）

これを何回か繰り返した後の爽快感は、表現のしようがない。まさに筆舌に尽くしがたい。「抑うつ気分」など、文字どおり雲散霧消する。

ただし、サウナ嫌いの人やサウナへ行く時間がない人は、自宅の風呂の湯船にじっくりつかった後に、冷水シャワー（心臓から遠い手足から体の中心へ徐々に冷水をかける）をすることを繰り返されるとよい。

なお、自律神経鍛錬法としては、昔から一定した人気のある「乾布摩擦」がある。乾いたタオルか布で体表（皮膚）をゴシゴシする方法だ。体表の血液の流れがよくなり、体温が上がってくるが、そのほかにも内臓の鏡といわれる皮膚を刺激することで、末梢神経から、自律神経、中枢神経も刺激・鍛錬できるからである。

2

⬅【旧常識】日本人は40年、エアコン病から抜け出せない？

【新常識】発汗体質が何より健康対策

暑さ負けや体調不良に、熱い風呂&食事で劇的解消！

夏は暑いがゆえに、人間の体には、基礎代謝を落として熱産生をなるべく少なくするようなメカニズムがある。それでも暑いので、冷や奴、ビール、冷や麦、冷やしソーメン、ところてん、カキ氷、アイスクリーム、スイカ、キュウリ、トマトなど、体を冷やす食物をたくさん摂って暑さをしのぐ、という生活の知恵を身につけてきた。

しかし、このくらいのことでは暑さをしのげないので、大量の発汗をし、その汗が蒸発するときに必要な「気化熱」を体から奪って、体を冷やしていた。

約40年前から日本に普及してきた冷房は、今や各家庭、オフィス、学校、バスや電車など至るところに設置され、真夏の我々の体を冷やしてくれるのはよいが、その結果、冷え（低体温）を招き、また発汗を妨げることで起こる体内の水分貯留（むくみ）という副作用をもたらす結果になった。

日常の診療で気づくことは、夏は冬より「冷え」による症状を訴えて来院される患者さんが多いことだ。

この代表的な症状や病気は、
（1）夏風邪を引く。しかも、長引く傾向にある。
（2）お腹（胃腸）を冷やすことにより、胃腸の働きが低下し、食欲不振、下痢、便秘が起こる。
（3）冷えて血管が収縮して血行が悪くなることによって、肩こり、頭痛、腰痛、腹痛、生理痛、血圧上昇が起こる。
（4）発汗が十分ではないため、体内に余分な水分がたまり、むくみや水太り（夏の体重増加）が起こる。
（5）体内に余分な水分がたまると、1日中雨の中にいるようなもので、「体がだるい、重い」「気分が冴えない」という症状も起こりやすい。
（6）夏（7〜8月）に脳血栓が起こりやすい。原因は「冷房による体の冷やしすぎ」だと考えられる。

脳血栓（梗塞）は、12～2月の冬と7～8月に発症しやすい。「7～8月は暑いので、汗をかくので血液中の水分が不足して血液がドロドロになるから」というのが、現代医学の見解だ。

しかし、冷房がなかった40年前までの日本人は、夏になると、今の人たちの10～20倍もの量の汗をかいていたものだが、脳梗塞、心筋梗塞など「血栓症」にかかる人はほとんどいなかった。

「水を冷やすと氷」「食物を冷凍庫に入れると硬くなる」ように、宇宙の物体は冷やすと硬くなる。一方、36・5℃前後とされる体温がある「温かい血管内」で、血液が固まり、血栓ができるのは、冷房により冷やされるからと考えたほうが、納得がいく。

夏におこる諸々の不調対策

さて、夏は1日中冷房の効いた車内で過ごすタクシードライバーが「あまりにも体調が悪いので帰宅後、本能の求めるまま熱々の湯船に入ったら、大量の汗が出て、心身ともにすこぶる快適になった。よって、仕事が終わると、今は必ず熱い湯に入ることにしている」と言うのを聞いたことがある。

よって、夏におこる諸々の不調対策として、以下を励行されるとよい。
（1）シャワー浴はやめて、熱い湯に入る。サウナをたびたび利用するのもよい。
（2）テニスやジムなど、運動の習慣のある人は、いつものように実行して汗を十分にかく。習慣のない人は、かべ腕立て伏せ、かかとあげ、ももあげ運動、スクワット、などを行なってやや代謝を高めてから、湯船での入浴をする。
（3）「とりあえずビール」の後は、飲んでうまいと思うなら、日本酒の熱燗を飲む。
（4）熱々のうどん、鍋料理など、汗をかきながら食べられる「冬料理」を食べる。
（5）七味唐辛子、すりおろし生姜、タバスコ、ネギ、山椒など、体を温める薬味を、うどん、そば、ピザ、パスタ、うなぎなどに多めにふりかけて食べる。

ただし、「やる」「続ける」絶対条件として「それをやると気分がよい、調子がよい」というのが前提だ。

3

【旧常識】花粉症には抗アレルギー剤やステロイド剤?
↓
【新常識】花粉症には発汗・利尿剤で一発

つらい花粉症、こうすれば劇的に治る!

2月の初めから4月末頃までは、スギ花粉症に悩む人にとってはつらい時期である。頻発する涙やくしゃみ、瞼のかゆみ、鼻詰まりはもとより、頭重感や全身倦怠感を訴える人もいる。

スギ花粉症は、西洋医学ではアレルギー疾患のひとつとされている。「アレルギー」とは、ギリシャ語の「allcs」(変わった)と「ergon」(働き)という言葉からつくられており、「変わった反応能力」という意味だ。つまり、「本来は病原体(抗原)を排除するための免疫反応(抗原抗体反応)が、生体に有害な結果をもたらすように働く現象」である。

花粉やハウスダストなどのアレルゲン(抗原)が鼻粘膜や気管支などを通して体内に侵入してくると、血液内の白血球で作られる免疫グロブリン(抗体)が結びついて、抗原抗体複合物がつくられる。その抗原抗体複合物が、体内のマスト細胞を刺激してヒスタミンなどが遊離し、その結果、気管支の痙攣を起こしたり、結膜や鼻粘膜、皮膚血管の透過性が増して喘息や結膜炎、鼻炎、ジンマ疹、温疹が引き起こされると西洋医学では考えられている。まったくその通りだが、漢方医学的にはアレルギー症状は、水毒（体内に余分な水分がたまっている状態）症状から引き起こされると考えられている。

アレルギーの症状を羅列すると、以下の通り体外へ水分が排泄されていく現象なのである。

・アレルギー性結膜炎…涙
・アレルギー性鼻炎…くしゃみ、鼻水
・アレルギー性喘息…うすい水状の痰
・アレルギー性ジンマ疹、温疹…皮膚を通して水分の排泄
・アレルギー性腸炎…下痢（水排便）

つまり、日頃、水分（水、お茶、炭酸水、コーヒーなど）を摂りすぎているのに、

運動や入浴による発汗や排尿を十分にしていない人や、冷え性（低体温、脇の下の体温が36・5℃未満）のために体内の代謝が悪く、汗や尿の出も悪く、体内に余分な水分がたまっている人にスギ花粉症は発症する。

かく言う筆者も、軽いスギ花粉症の傾向がある。しっかりジョギングして、その後サウナに入り発汗や排尿を十分に行った後は症状が出ない。しかし、運動やサウナ浴も行わずビールを飲みすぎたりした次の日はくしゃみ、鼻水で悩まされるので、スギ花粉症は「水毒症」であると実感している。

花粉症に漢方も効果的

西洋医学では、スギ花粉症に対して抗アレルギー剤やステロイド剤の内服や点鼻薬、点眼薬を使って、症状を抑えるようにする。あの不快なくしゃみ、鼻水、鼻詰まりが治まるのでとてもありがたいことではある。しかし根治治療ではない。

漢方では、スギ花粉症の特効薬として「小青龍湯」がある。小青龍湯は8つの生薬より成っているが、そのうち「半夏」「五味子」「細辛」「麻黄」「芍薬」の5つが「水剤」、つまり「発汗、利尿剤」である。2000年も前の「アレルギー」という言葉が存在しなかった時代から、小青龍湯は「気管支炎、気管支喘息、鼻水、水様の痰をともなう咳、鼻炎」の症状に用いられてきた。こうした症状は、アレルギーの症状そのものである。

もし、小青龍湯の単一処方でも十分に効果がない場合、「柴苓湯」（消炎作用のある「小柴胡湯」と利尿作用のある「五苓散」を合わせた薬）と併用すると、80〜90％の人に花粉症の症状が消失するか和らげられる効果がみられる。花粉症に悩む人は、漢方に詳しい医師か薬剤師にちゃんと診てもらって処方してもらう必要がある。

その他、花粉症予防の生活療法としては以下のようなものが挙げられる。

（1）ジョギングなどの運動、入浴、サウナ、温泉などで体を温め、発汗ー利尿を促す。

（2）余分な水分を摂らない。

（3）熱い紅茶に「すりおろし生姜」と「ハチミツか黒糖」を「うまい」と思う量入れてつくる「生姜紅茶」を1日3杯以上、愛飲する。発汗、利尿作用がある上、生姜の辛味成分は抗アレルギー作用を発揮する。

4 【旧常識】毎年花粉症で悩まされる？
【新常識】花粉症は漢方でいう水毒の一種で、この治し方がある

花粉症の「ピタリと解消」する意外な方法

花粉症の人にとっては、1年でもっとも嫌な時期が2〜4月である。

昨年（2018年）の夏が記録的に高温・少雨であったこと、昨年末の調査で多くの地域でスギ雄花が豊作であったことから、今年のスギ花粉は「平年より多い」と予測されている。「昨年11月の気温が高かったため、今年のスギ花粉飛散開始時期は例年より遅れそうだ」と予測されているが、2月の初めからは大量飛散してくることを覚悟していたほうがよさそうだ。

花粉症発症のメカニズムは、花粉（タンパク質＝抗原）が鼻粘膜や呼吸器を通して体内に侵入してくると、それをやっつけるために白血球が抗体をつくる。抗原と抗体が結びついた「抗原抗体結合物」が体内のマスト細胞などを刺激してヒスタミンを分泌させて、鼻水、くしゃみ、咳、流涙などのアレルギー反応を起こす、というのが西

洋医学的な見解である。

まさにその通りであるが、花粉を鼻粘膜や呼吸器から吸い込んでも、アレルギー反応を起こさない人もたくさんいらっしゃるのだから、花粉は〝原因〟ではなく〝誘因〟にすぎないということになる。

「アレルギー」の症状は、
アレルギー性鼻炎…くしゃみ、鼻水
アレルギー性結膜炎…涙
アレルギー性皮膚炎…湿疹
アレルギー性喘息…薄い水様痰を伴う咳

のごとく、体内の余分な水分を体外へ排泄している状態であることがわかる。

つまり体内に水分が多い人の症状なのである。標準体重の人でもその約60％は水分なのだから、運動を十分にしない人で太っている人は、体内にさらなる余分な水分をため込んでいることになる。

１９５７（昭和32）年の日本人の脇の下の平均体温は36・9℃もあったという。今は35・8〜36・0℃が平均で、60年前と比べ約1℃下がっている。体温が下がると、体内のあらゆる代謝が低下する。その結果、端的に現れる症状として、「発汗や排尿の減少」がある。つまり、「体内に余分な水分がたまる」ことになる。

「雨に濡れると体が冷える」し、「冷却水」という言葉があるように、体内の余分な水分はさらに体温を下げる。人体内のあらゆる反応が、熱によって起きているのだから、「体を冷やす余分な水分は排泄しなければいけない。その様子がアレルギー反応である」ととらえることもできる。

日本語の「春」の語源は「張る」である。春になるとたけのこやつくしが土から顔を出し、木の芽が少しずつ膨らんでくる。つまり春は種々のものが「張り出てくる」時期なのである。英語の「春」＝「spring」には「飛ぶ、跳ねる」という意味もある。日本語も英語も、春の意味の根源は共通しているのである。

寒さを防ぐために、冬にたくさんため込んでいた余分な脂肪や水分、老廃物を体外に出して、暑い夏に向かって身軽になろうとしている反応のひとつに花粉症などのアレルギー反応がある、といってもよい。
こうしたことを念頭に置いて、「花粉症対策」を以下に記してみる。

（1）花粉をシャットアウトする

1. 花粉飛散の多い時期の不要不急の外出を控える

2. 外出するときは、マスクやメガネで花粉から鼻や目を守る

3. 外出先から帰宅したときは、服についた花粉を玄関外で払う

（2）運動、入浴、サウナ、岩盤浴などで発汗、排尿を促し体内の余分な水分と老廃物を捨てる

（3）のどが渇いたとき以外には、不必要な水分（水、お茶、コーヒー、炭酸水）を摂ることをやめる

それでも花粉症がひどく、生活に支障がある場合、医療機関でステロイド剤や抗ヒスタミン剤などの抗アレルギー剤を処方してもらう必要がある。

しかし、その前に2000年も前から使われている漢方薬の「小青竜湯《しょうせいりゅうとう》」を試し

てみる価値は大いにある。

「小青竜湯」は、

1.麻黄（マオウ科の茎）
2.乾姜（生姜の根茎）
3.桂皮（クスノキの樹皮）
4.細辛（ウスバサイシンの根茎）
5.半夏（カラスビシャクの塊茎）
6.五味子（チョウセンゴミシの果実）
7.芍薬（シャクヤクの根）
8.甘草（マメ科の根）

より構成されており、1～6は「体を温める」作用があり、前述した通り1・4・5・6・7は、「発汗・排尿を促して、体内の余分な水分を捨てる」作用がある。

「小青竜湯」の適応症として

イ．くしゃみ頻発
ロ．涙（のう炎）
ハ．鼻水、鼻炎
ニ．うすい水様痰を伴う咳（気管支炎、喘息）

が挙げられているのは、これまでの説明から納得いただけると思う。

軽症～中等症の花粉症は「小青竜湯」だけで解消される可能性が十分ある。中等症以上の花粉症には「抗アレルギー剤」と「小青竜湯」を併用すると、「抗アレルギー剤」の服用量が少なくてすむはずだ。

いずれの薬も、漢方に詳しい医師や薬剤師に診察・相談していただき、処方してもらう必要がある。

知ったかぶりをして、「花粉症対策」を述べている私も、実をいうと油断すると2～4月には、くしゃみ、鼻水などのアレルギー症状が出る。それは、運動もせず、ビール（という水分）を飲み過ぎたときである。

花粉症が出現した場合、ジョギングをして汗をかき、その後サウナに入ってさらに大量の発汗をし、仕上げに「小青竜湯」を服用すると、ピタリとよくなる。

つまり、花粉症は漢方でいう水毒症（体内に水分が多くて起こる症状）であることを、私自身が身をもって体験しているのである。

5
【旧常識】風邪熱には解熱剤？
【新常識】熱を外に出すショウガ湯がひき始めにはおすすめ

風邪のひき始め、速効で治る方法はショウガ湯だ！

風邪は感冒ともいう。英語では「Cold」だから、「冷え」が原因して発症することは明らかである。よって、寒い冬に多発するし、夏でも冷房の効いた部屋に長時間滞在をしていると、いわゆる「夏風邪」を引く。

「風邪を引く」という言葉からも分かるように、体内に「冷え」を引き込み、それにより代謝と免疫力を落とす。1℃の体温低下で代謝が約12％、免疫力が約30％減衰するとされている。よって代謝低下で発生した体内の不調和を「咳を出す」「下痢を出す」「熱を出す」などして老廃物を出すことで治そうとする。

老廃物を「出す」最大の力は「熱を出す」ことである。風邪を引いて熱が出ると西洋医学では解熱剤が処方され、「2次感染による気管支炎や肺炎の予防に」と、抗生物質や消炎剤も併せて処方されることが少なくない。

しかし、漢方医学では、のど痛、せき、発熱などを伴う風邪の初期には「葛根湯」が処方される。葛の根、生姜、大棗《たいそう》（ナツメ）、桂枝（シナモン）など、体を温める成分から成る「葛根湯」を熱い湯などで温服すると、「30分もする頃から発汗が始まり、スーっと風邪症状が抜けていく」ことが多い。

「冷え」が原因で起こる「風邪」を、体を温めることによって治療せしめるのである。さらに、発熱で体内の老廃物が排出されることも、風邪を治す原動力となる。民間療法にも、日本では「日本酒の熱燗に卵一個を入れて飲み就寝する」というものがある。ヨーロッパでは「赤ワインを温めて飲む」「ウイスキーのお湯割りにレモン汁を入れて飲む」など、やはり体を温めることで風邪に対処する。

38・5℃以上の発熱があり、咳や痰がひどい時には、一時的に解熱剤や抗生物質で治療する必要があるが、風邪の引き始めは、アルコールに強い人は、この方法で対処するとよい。

ショウガ紅茶は特効薬

逆にアルコールに弱い人向けには、「熱い味噌汁にすりおろし生姜と刻んだネギを入れて飲み、すぐ就寝する」「熱い紅茶に生姜をすりおろして、ハチミツや黒糖を入れて飲む」という方法がある。

また、下痢や吐気、腹痛などの症状を伴う風邪には、湯飲み茶碗に梅干しを入れて、箸でつついてグチャグチャにして種を取り出す。そこにすりおろし生姜を5～10滴、醤油小～大さじ1杯を加え、熱い番茶を湯のみ一杯に注いだもの（梅番茶剤）を1日3～4杯飲むとよい。

「生姜」に含まれるジンゲロール、ジンゲロン、ショウガオールなどの辛味成分は体を温め、白血球の働きを強くして、免疫力が高めるし、殺菌作用も有する。また、緑茶や紅茶に含まれる渋み成分のカテキンには強力な殺菌作用がある。

よって、カップ1杯の熱い紅茶に、すりおろし生姜（市販の粉生姜でも可）と黒糖かハチミツを、本人が旨いと感じられる量を入れてつくる「生姜紅茶」は、風邪の〝特効薬〟となる。

とくに、紅茶の紅い成分は「テアフラビン」といい「インフルエンザウイルス」を殺すともいわれているので、インフルエンザ予防にもなる。この生姜紅茶を毎日3～4杯、「風邪予防」「インフルエンザ予防」のために愛飲されるのがよい。

筆者が幼少時は風邪を引くと「布団を頭からかぶって、汗をだして治すように」親から教えられたものだ。よって、風邪の引き始めに「今、サウナに入って汗を出すと、気分がよくなるだろうな、風邪が抜ける気がする」と思われる方は、やってみられるとよい。

なお、入浴やサウナ浴をすることを本能的に嫌と感じられたら、やらないことだ。

6 【旧常識】インフルエンザはワクチンしかない？
➡【新常識】インフルエンザには体を温め、免疫力を上げる予防法がある

インフルエンザの主な3つの感染経路は、これだ！

インフルエンザの季節がやってきた。

インフルエンザは感染後約2日すると、くしゃみ、空咳、のどの痛み、頭痛、悪寒、発熱、関節痛、だるさなどが襲ってくるが、特徴的な所見としては、「節々の痛み」（関節痛）としばしば発現する「39・0℃以上」の高熱である。この高熱が数日以上続くなら、「肺炎」を合併していることもあるので要注意だ。

第一次大戦中、ヨーロッパで猛威をふるったスペイン風邪（A型インフルエンザウイルス）は戦死者の80％の死因となったされる。その後全世界に拡がり、2000万人の死者を出した。日本には1919年（大正8年）にこのインフルエンザが上陸し、当時の人口の3分の1が罹患し30万人の死者が出た。怖い病気ではある。

インフルエンザウイルスは毎年少しずつ性質を変えてくるので、ワクチン接種は毎年必要である。

インフルエンザは、以下の原因によって起こる。

（1）インフルエンザウイルスは雑踏のなか、電車内などに空中浮遊しているので、それを吸い込む

（2）患者のくしゃみ、せきを直接、鼻、口腔に浴びることで、同ウイルスが体内に侵入する

（3）ウイルスが付着した手、服を介して、自分自身や第三者の口や鼻に感染する

鼻やのどの粘膜に付着したインフルエンザウイルスは、約20分で細胞の核の中に入り込み、複製を開始し、約8時間後には多数のウイルスが誕生して、表面に出てきて、前述の症状が出てくる。

よって予防は、一般的にいわれているように、マスクの着用、うがいや手洗いの励行が大切になる。

免疫力が大いに関係、意外な5つの予防法

しかし、インフルエンザウイルスが体内に侵入してきても発症しない人もいるので、その予防には、免疫力が大いに関係している。インフルエンザにかかりやすい免疫力の弱い人は、次のとおり。

(1) 50歳以上の人
(2) (心臓、肺、肝臓などの) 慢性病をもっている人
(3) 糖尿病や腎不全、エイズの患者
(4) 長い間、アスピリンなどの解熱剤を服用している人
(5) 妊婦

インフルエンザは「怖い病気」ではあるが「流行性感冒」ともいう。つまり、風邪症候群のひとつでもある。「風邪」は英語で「cold」という。よって気温や体温が「低い」とかかりやすいわけだ。

よって、インフルエンザの予防には、以下の対策がある。

（1）体を冷やさない。それには煮物、鍋物、熱い味噌汁など、食べている端から発汗するようなものを常食する。

（2）ニラ、ニンニク、ネギ、玉ねぎ、塩分、生姜など、体を温める食物を存分に使った料理を食べる。

（3）疲労や寝不足をさける。

（4）食べすぎをしない。

意外に思われるかもしれないが、食べすぎると、消化するために、胃腸に血液が集まり、人体最大の発熱機関である筋肉への血流が比較的少なくなって、発熱の低下→体温低下→免疫力の減弱が起きるからだ。

（5）シャワーで済ませず、湯船にゆっくり浸かる入浴習慣をつける。

なお、節々の痛みや39・0℃以上の高熱が発現したら、近くの病・医院ですぐ受診し、タミフルやリレンザなどの抗インフルエンザウイルス薬を処方してもらう必要がある。

しかし、それが不可能な場合、薬局（薬剤師）に相談し、漢方薬の「麻黄湯」（麻黄、杏仁、桂皮、甘草より成る）を処方してもらうとよい。発汗、解熱を促し、関節痛や種々のインフルエンザの症状に効く。抗ウイルス効果も発揮する。もし「麻黄湯」がない場合、一般の風邪薬で有名な「葛根湯」でも効く。

また、紅茶の赤い色素「テアフラビン」は抗インフルエンザ効果があることが確かめられている。よって熱い紅茶にすりおろし生姜又は粉末生姜（ジンゲロン、ショウガオールなどの辛味成分に、抗ウイルス、抗菌効果あり）とハチミツや黒砂糖を加えて、ご本人にとって一番「旨い」味にして、1日3杯をめどに飲まれるとインフルエンザ予防になる。紅茶で1日数回「うがい」するのもよい。

7 【旧常識】インフルエンザには感染経路を断つこと?
↓【新常識】もう一つのインフルエンザ予防法「食べ過ぎを避ける」

インフルエンザの知られざる予防法

38・0℃以上の発熱が突然に発現し、全身の節々の痛みがあり、「いつもの風邪と感じが違う」と思ったら、すぐ病院で受診して抗インフルエンザ薬を処方してもらう必要がある。発病して48時間を過ぎウイルスが細胞内に潜り込んでしまうと、薬が効かないからだ。

ただし、インフルエンザは予防をするほうが大切である。インフルエンザ・ウイルスの主な感染経路は、「飛沫感染」「接触感染」「空気感染」の3つである。よって、予防法としては以下が知られている。

(1) マスクの着用…飛沫感染を防御

(2) 緑茶による「うがい」…緑茶に含まれる「カテキン」に抗ウイルス作用がある

（3）手洗い…石鹸で手首、手の甲や手のひら、手指、爪まで入念に洗う。アルコール消毒ならもっと短時間ですむ

（4）ドアノブ、スマホ、パソコン、机の上でインフルエンザ・ウイルスは1～2日生存するので、アルコールで消毒する

このほかには、以下などの励行も大切である。

（5）室内に加湿器を設置…乾燥するほどウイルスの感染力が高まる

（6）十分な睡眠…寝不足は免疫力を低下させる

（7）ウォーキング、ストレッチなどの心地よい運動…マラソンなどの競技を目的としたハードな運動は免疫力を低下させることがあるが、「心地よい」「うっすらと汗ばむ」程度の運動は免疫力を上げる

しかし、一般の医学が指摘、指導しない重要な予防法として、「食べすぎを避けること」がある。

風邪、インフルエンザ、胃腸病その他ほとんどの病気で、「食欲不振」が発現する。そんなとき一般の人たちも、医師たちでさえも、「体力をつけるために無理してでも食べるように」と、食を強要することがほとんどだ。

しかし、これは愚の骨頂である。神様が我々人間をはじめ、動物に与えてくださっている病気を治す方法は究極的には「食べないこと（食欲不振）」と「発熱」の2つしかない。犬や猫が病気をすると「一切食を拒み、数日すると元気になる」様子を目の当たりにした人は少なくないだろう。

「食べたくないときは食べない」の効果を実証

話は旧聞に属するが、米国ミネソタ大学医学部の教授だったM・J・マレイ博士は1975年に飢饉のサハラ砂漠を訪れ、遊牧民に食糧を与えたところ、「しばらくして突然にマラリアやブルセロージス、結核などの感染症が起こってきた」ことを経験したことから「栄養過多が感染症を誘発するのではないか」「我々が食べる食物中の栄養素は、我々の体の維持よりも、病原菌の分裂、増殖のほうにむしろ利用されているのではないか」と考えるに至った。

その後、種々の実験を繰り返した同教授は「感染症をはじめ、病気にかかったときには食欲不振に陥るが、これは体の防御機構の表現である」という論文を米国臨床栄養学会誌に発表した。その実験の概要は、次のようなものだ。

ネズミ100匹を4群に分ける。その4群を何も感染していないネズミと、腹腔内に病原菌を注射して無理に病気を起こさせたネズミの2群に分ける。その2群ずつを、さらに自由に食べさせる群と、チューブを胃に入れて無理に食べさせる群に分けて、死亡率と平均生存日数を観察した。結果は「表」（194ページ参照）のようになった。

種々の病気で食欲のないときに「体力をつけるために」という理由で無理に食べることがいかに悪いか、かえって、病気を悪化させたり、死期を早めたりすることがある、ということを雄弁に物語っている。

マレイ教授も結論として「食欲不振は自分自身の体の防御反応に重要な働きを果たしている」と喝破している。

2016年、日本の大隅良典博士に与えられたノーベル医学・生理学賞は同博士の「Autophagy ＝オートファジー（自食作用）」の理論に対してである。人体を構成する60兆個の細胞は、年齢を重ねるとともに、その細胞内に「古いタンパク質」「老廃物」

「ウイルス」などが蓄積されてくる。「空腹」のときや絶食すると、こうした「有害物」を細胞自身が処理してしまう現象が「Autophagy」である。つまり空腹（食欲不振）のとき、細胞に潜り込んだインフルエンザ・ウイルスも「自食」されてしまうことを示唆している。

よって、インフルエンザの予防や、不幸にして罹患したとき（抗インフルエンザ薬は服用しつつ）にも「食べたくないときは食べない」ことだ。ただし人体60兆個の細胞は、糖分だけで活動しているのだから、体を温める作用のある熱い紅茶にハチミツや黒砂糖を加え、免疫力増強作用や殺菌・抗ウイルス作用、解毒作用を有する生姜（の辛み成分＝ジンゲロン、ジンゲロール）のすりおろし、または粉末を足した「生姜紅茶」を1日3〜4杯飲まれるとよい。インフルエンザ予防になるし、もちろん、かかったときも早めの治癒を促してくれるはずだ。

なお紅茶の赤い色素「テアフラビン」には強力な抗インフルエンザ作用があることも確かめられている。

マレイ博士の実験

	処理の内容	死亡率	平均生存日数
Ⅰ群（10匹）	・感染していないネズミ ・毎朝2gの餌を胃チューブで食べさせる。その他の時は自由に食べさせる	0	ー
Ⅱ群（30匹）	・感染していないネズミ ・自由に食べさせる ・毎朝、胃チューブを入れるが、餌は何も入れない ・0.85%の食塩水を0.2ml腹腔に注射	0	ー
Ⅲ群（30匹）	・腹腔内に、L.monocytogenesという病原菌を0.85%の食塩水0.2mlに溶いて、腹腔内に注射し、感染を起こさせる ・自由に食べさせる ・毎朝、胃チューブを入れるが、餌は何も入れない	43%	8.7日
Ⅳ群（30匹）	・腹腔内に、Ⅲ群と同じ病原菌を注射し、感染を起こさせる ・自由に食べさせる ・そのうえに、胃チューブを入れて、強制的に餌を食べさせる	93%	3.9日

出典：American Journal of Clinical Nutrition（March,1979）

8 【旧常識】ノロウイルスには抗生物質無効、ワクチンもない？
【新常識】腸を温め、免疫力を梅干し番茶で高めよ

ノロウイルス食中毒が猛威、洗剤等でも死滅しない敵の攻略は？

２００６年と12年に流行した「ノロウイルス食中毒」が、今冬（２０１７年）は大流行する気配があると昨年12月13日、国立感染症研究所から発表された。06年には日本全国で２万７０００人の患者が出たが、今年はそれを上回る勢いであるという。昨年末の５日間で北関東の大学病院で、病院給食が原因のノロウイルス食中毒感染者が２８００人も出ている。

１９６８年、米国オハイオ州ノーウォークの小学校で集団発生した胃腸炎の患者より発見されたので、「Norovirus」（ノロウイルス）と呼ばれるようになった。「ノロウイルス食中毒」の症状は、激しい下痢や嘔吐で、それによる脱水で死亡するケースもあるので要注意である。

食中毒菌の「腸炎ビブリオ」や「サルモネラ」は１～10万個が口から入らないと感

染が成立しないが、「ノロウイルス」は10～100個でも感染するほど感染力が強い。しかも、抗生物質は無効、ワクチンもないのでたちが悪い。高温に弱いので、夏は2～3日で死滅するが、冬は1～2週間生きるので、11月～2月が感染のピークになる。

感染ルートを知って自己防衛

（1）「ノロウイルス食中毒」患者の吐いたもの、糞便、それらが乾燥したものから空中に浮遊したウイルスが経口的に感染する。糞便は1グラム中に1億個、嘔吐物は1グラムに100万個のウイルスが存在している。

（2）感染者が調理のときに触れた食品（ノロウイルスが付着）を食べる。寿司、仕出し弁当、サンドイッチ、惣菜など。

（3）ノロウイルスに汚染された牡蠣などの貝類を、十分に加熱せずに食べる。

（4）人から人へ……ノロウイルス感染者が触れたドアノブや蛇口、道具や雑誌に触れる。

すぐ出来る予防法

（1）外出時は必ず手洗いを入念に行う
ノロウイルスは直径30～40ナノメートルと、インフルエンザウイルスの3分の1ほどの極小の大きさなので、手の細かいシワなどの間に入り込み、ざっとした手洗いでは落ちない。ノロウイルスはアルコールには強いので、石鹸を使い、流水で30秒以上かけて入念に洗う。
（2）素手で触れた可能性のあるものは食べない
（3）電車の中や雑踏ではマスクを着用する
（4）糞便や嘔吐物をアルコールや洗剤で拭き取っても、ノロウイルスは死滅しない。塩素系殺菌消毒剤で消毒する。
（5）ノロウイルスは高温に弱いので、ウイルスが生棲している牡蠣などの2枚貝は、90℃で90秒以上熱すると死滅する。
（6）「ノロウイルス食中毒」にかかった人には2～3週間近づかない。特にタオルや寝具は共有しない。調理具やドアノブ、トイレの便器は塩素系の漂白剤で消毒する。
（7）同じ条件でも、感染する人、しない人がいるのは免疫力（体力、抵抗力）の差にある。よって「腸の免疫力を低下させない」「腸の免疫力を高める」ことを心がける。

それには、以下の対策を行うべきである。

（1）暴飲暴食を避ける。

（2）冷たい食物は避け、温かい食物をよくかんで、腹八分目以下に食べる。

（3）ラクトフェリン（母乳に含まれるたんぱく質で、ノロウイルスが腸管の細胞に付着するのを防ぐほか、抗菌作用も発揮する）を含むナチュラルチーズ、ラクトフェリン入りのヨーグルトを常食する。

（4）食中毒、下痢の「特効民間薬」の梅醤番茶（202ページ参照）を1日2〜3杯飲む。

（5）全身のリンパ球（免疫細胞）の約70％が存在する腸を温めて、免疫力を高めるために「腹巻き」を常時着用する。

9 【旧常識】食中毒には食べ物注意しかない？
←【新常識】腸の免疫力を上げれば食中毒をストップ

生焼け肉や刺し身の危険からこう防げ！　絶対NG行為は？

気温が高い7～9月は、短期間に菌が繁殖しやすいので、細菌性の食中毒の発生が最多になる。２０１４年の主な食中毒は以下のようになっている（厚生労働省「食中毒統計調査」より抜粋）。

このほか、食中毒を起こす菌としては、サルモネラやE・コリー（病原性大腸菌）がある。

食中毒を防ぐ三原則は、原因となる細菌やウイルスについて、つぎのことを心がけることが肝要だ。

（1）付けない

菌等の種類	患者数(人)	事件数	特徴
ウェルシュ菌	2373	25	加熱しても死なない。カレーなどの中
カンピロバクター	1893	306	鳥わさ、鳥刺しなど、火が通っていない鳥肉
ブドウ球菌	1277	26	化膿菌なので、ケガした部分から手を介して
O-157	766	25	ハンバーグなどの肉、とくに生肉
アニサキス	79	79	イワシの刺身、イカ刺し、シメサバなどにいる寄生虫。胃の激痛が起こる

・食品を触る前にしっかり手指を洗う
・食品を扱うときは、手でなく箸を使う
・肉や魚を切った包丁やまな板は熱湯で消毒する
（2）増やさない
・細菌が増殖しやすい高温多湿な環境は避け、冷やす（冷蔵庫は10℃、冷凍庫は－5℃以下に維持する）
・肉、魚などは購入したら寄り道せずにまっすぐに帰宅し、冷蔵庫に入れる
（3）やっつける
・肉や魚は、中心部までしっかり加熱して菌を死滅させる
・とくに、肉は75℃以上で1分以上の加熱をする。目安は、肉の中心の色が変わるまで

食中毒にかかりにくくする食事法

しかし、食中毒菌が体内に侵入しても、食中毒を発症する人としない人がいる。その差は「免疫力」の強弱にある。

腸内には、100種類、100兆個の細菌が棲みついている。そのうちのビフィズス菌や乳酸菌などの善玉菌は、ビタミンB類、E、Kの合成、消化吸収の補助、食中毒菌や病原菌の増殖を阻止し、腸内のリンパ球を刺激して、免疫力を促進する働きがある。

「食べすぎ」「肉食過剰」「運動不足」「疲労」「睡眠不足」「ストレス」「化学薬品の摂りすぎ」などは、ウェルシュ菌、病原性大腸菌、ブドウ球菌、プロテウスなどの悪玉菌を増やし、腸内にアンモニア、アミン、スカトール等の有害物質をつくって、腸内の免疫力を低下させる。

よって、腸内の善玉菌を増やすことは、食中毒にかかりにくくする。それには、以下を積極的に摂るように心がけるとよい。

（1）納豆、味噌、醤油、漬物、梅干しなどの発酵食品を食べる。特に乳酸発酵漬物である「キムチ」は、悪玉菌、ピロリ菌、サルモネラ菌を強力に殺菌する

（2）海藻、豆類、野菜、コンニャク、果物（特に果皮）などから食物繊維をしっかり摂る。乳酸菌やビフィズス菌は食物繊維を食料とし、また、棲家として増殖する

（3）アルコールについては、白ワインはE・コリーやサルモネラ菌の殺菌力が強力。

また、黒ビールが大麦由来の水溶性食物繊維を含んでおり、善玉菌を増やす

万一、食中毒にかかったら、病院を受診することが先決であるが、「梅醤番茶」を1日3～4杯飲むと、よほどひどい食中毒ではない限り著効を呈する。

【梅醤番茶の作り方】

（1）湯飲み茶碗に梅干し1個を入れ、箸でつついてグチャグチャにし、種子を取り出す

（2）1にすりおろし生姜をしぼって5～10滴加え、醤油小、または大さじ1杯を入れる

（3）2に熱い番茶を注いで、湯飲み一杯にして飲む（1日3～4回）

10

【旧常識】「良薬は口に苦し」？
⬅【新常識】「良薬は口に甘し」が効能あり

なぜ漢方薬は劇的に効くのか！　西洋医学の限界とは？

「Good medicine is bitter to the mouth.（良薬は口に苦し）」

という諺があるが、漢方薬に限ってはウソである。

漢方薬は、保険適用になっているので、今ほとんどの国内医療機関で処方されている。２０００年以上の歴史を誇る漢方医学は、実に奥が深く、40年近く漢方薬の処方を中心にした診療をしている私にも、なおチンプンカンプンで十分に理解していると は思えない。体質や症状を「陰と陽」「表と裏」「実と虚」「寒と熱」「乾と湿」「昇と降」「散と収」などに分け、その総合評価の「証」を確認して、薬を処方するのが漢方医学だ。こうした相反する事象2のx乗の総合評価の「証」は、数限りなく存在する。

漢方の専門医は、日本に数人、多く見積もっても数十人しか存在しないが、その専門の先生方のお叱りを覚悟の上で、人間の体質（証）を、大雑把に2つに分ける。

・体が温かで体力のある「実証」
・冷え性で体力のない「虚証」

西洋医学は、痛みに対しては体質を問わず同じ鎮痛剤を、胃の不調に対しても同じく同じH2ブロッカーを処方する。

つまり含有成分の効能で症状、病気に対処する。

しかし、漢方医学では、同じ痛みや胃の不調でも、体質によって全然違う薬を処方することで病気を根本的に治す。

基本的には、実証の人の症状や病気には「体を冷やし、栄養過剰物を排泄する漢方薬」を、虚証の人の症状や病気には「体を温めて栄養を補給する漢方薬」を処方するのである。

206ページ掲載の表が具体例である。

「甘い」「旨い」漢方薬は必ず効く

しかし、問診、望診（視診）、触診などしても、実証なのか虚証なのか診断がつかないときがある。そのときに、処方する薬が合っている（効く）か否かを判断する奥の手がある。

それぞれの漢方薬の顆粒をなめてもらって、「苦い」「不愉快だ」というのは絶対に効かない。「甘い」「旨い」というのは必ず効く。

風邪の人に葛根湯をなめてもらうと「旨い！」というが、治ってしまうと「まずい」ということが多い。

女性の肩こり、頭痛、のぼせ、生理不順・痛、あざなど血の道症に効く漢方薬は「桂枝茯苓丸《けいしぶくりょうがん》」「当帰芍薬散《とうきしゃくやくさん》」「加味逍遙散《かみしょうようさん》」などあるが、どの体質かわからない場合、なめてもらって「旨い！」というのが必ず効く。「女性の冷え、しもやけ、偏頭痛」に効く「当帰四逆加呉茱萸生姜湯《とうきしぎゃくかごしゅゆしょうきょうとう》」を体力のある男性がなめると、苦くて吐きそうになる。しかし、それが効く女性は「砂糖みたいに甘いですね」と言うことが多く、驚かされる。

体が要求している時は、食物と同様、自然の生薬からつくられる漢方薬も甘く感じ

	体力のある「実証」の人	体力のない「虚証」の人
風邪	葛根湯	桂枝湯、香蘇散
胃のあらゆる症状	黄連解毒湯、平胃散	安中散、六君子湯
高血圧	三黄瀉心湯、柴胡加竜骨牡蛎湯	釣藤散、七物降下湯
肥満	防風通聖散	防已黄耆湯
肝臓病	大柴胡湯、小柴胡湯	柴胡桂枝湯
女性の血の道症（生理不順、痛み、肌あれ）	桃核承気湯、桂枝茯苓丸	当帰芍薬散、加味逍遙散
便秘	大柴胡湯、防風通聖散	麻子仁丸、潤腸湯

られるのだ。「Good medicine is sweet to the mouth.（良薬は口に甘し）」。

このように体質を間違うと、いくら服用しても「効かない」のが漢方薬だが、体質に関係なく実証の人にも虚証の人にも効く漢方薬がある。

五苓散（ごれいさん）……むくみ、下痢、口渇、二日酔いに

芍薬甘草湯（しゃくやくかんぞうとう）……こむらがえり、腹痛に

桂枝加芍薬湯（けいしかしゃくやくとう）……腹痛、便秘、下痢に

大黄甘草湯（だいおうかんぞうとう）……便秘に

なお、山芋を中心とする根菜5つを主成分とする「八味地黄丸」は、高齢者の「足腰の痛み、むくみ、しびれ、インポテンツ、目のつかれ、頻尿」などに効く。「老化は足から」といわれるが、人間の足腰に相似する「植物の根」を主成分にしているからだ。

11 【旧常識】熱い日の突然のめまいや頻脈、なぜ？→

【新常識】「冷」「水」「痛み」の三角関係に気づけ！

暑い日の多量水分補給はかえって危険⁉

先日、行きつけの寿司屋さんでカウンターに座り、「とりあえずビール」を飲もうとしたら、顔見知りの寿司職人が「先日、女房が救急車で運ばれまして……」と、深刻な顔で話しかけてきた。

「頭痛が突然起こり、めまいが続き、その後、吐き気と嘔吐が生じ、脈が突然速くなり、気を失いそうになった」ので、救急車を呼んで、病院へ搬送された。心電図、血液検査、胸部X線、脳のCTなどの検査を受けたが「どこにも異常ない」との診察。入院を希望したが、「帰宅していい」と言われた。頻脈の原因としてバセドウ病（甲状腺機能亢進症）が疑われたためか、その後、奥さんは甲状腺検査を同じ病院で受けたが「異常なし」とのこと。「これから同じことが再度起こるのではないかと、女房がとても不安がっている」とおっしゃる。

一連の話を聞き、しかも天下の東大病院での検査で「異常なし」なのだから、これは漢方でいう前述した「水毒」であると、私は確信した。2日後、弊クリニックに夫婦できてもらい、奥さんを診察した。

発症後の症状をあらためて確認したところ、「午後3時頃に外出先から帰宅し、外が30℃を超える暑さだったので冷房を強めに入れ、自室でゆっくりと冷たい麦茶を飲んでいたときに突然、首から後頭部の痛み、目の奥のほうの痛みが発現し、目がチカチカして眩しくなったかと思ったら嘔吐し、頻脈が生じて気が遠くなってきた」とおっしゃる。

「奥さん、日頃水分を摂るのが多めでしょう」と単刀直入に切り出すと、びっくりした顔で「巷では血液をきれいにするために、たくさん水分を摂るようにいわれているので、3年くらい前から、毎日なるべく多くの水分を摂るようにしてきた」という答えが返ってきた。

水は空気（酸素）の次に生命にとって大切なものではある。しかし、雨も降りすぎると水害が起こる。植木に水をかけすぎると根腐れを起こす。大気中に水分（湿気）が多くなると「不快指数」が上がる。体外の水分の多さで不快になるのだから、体内に水分が多くなり過ぎると、さらに弊害がひどくなるのは当然だ。このことを漢方医学では「水毒」といい、２０００年も前から水分過剰の害について警告されてきた。

石原式「冷」「水」「痛み」の健康三角関係図

次に、私が考案したので勝手に「石原式『冷』『水』『痛み』の三角関係図」と呼ばせてもらっている現象について説明する。

冷房の効いた部屋に長時間いたり、寒い日は神経痛やリウマチの痛みがひどくなる（冷→痛）人がいらっしゃる。「雨が降る日は、頭痛や腰痛もちの人は、痛みがひどくなることが少なくない（水→痛）」。「雨にぬれると、体が冷える（水→冷）」のごとく「冷」「水」「痛み」の事象は、相互に関連している。

人体は36・5℃以上の体温で健常なる生命活動ができるように設計されているのだから、体が冷えると種々の症状が発現してくるし、体を温めようとする反応が表れる。

1日のうちで、体温・気温とも最低になる午前3時から5時には、ぜんそくの発作、アトピーの人の痒み、潰瘍性大腸炎の人の腹痛がひどくなりがちであるし、不眠症の人が目を覚ますのもこの時刻が多い。1日のうちで、一番死亡者が多いのも、自殺者が多いのも、この時間帯だ。つまり、冷えるとロクなことはない。

よって、人体は冷えると冷やす原因である水分を体外へ捨てて、体を温めようとする。「寝冷えすると下痢（水様便）する」「冷えて風邪をひくと、鼻水、くしゃみを出す」「偏頭痛もちの人が、嘔吐（胃液という水分の排泄）をする」「大病すると寝汗（水分）をかく」「体温の低い老人が、夜間頻尿で悩む」等はすべて、体を冷やす体内の余分な水分を体外へ排泄して、体を温め、健康になろうとする反応である。

これでも十分に水分が排泄できないと、体温を上げて水分を消費しようとする。1分間の脈が「8〜10」速くなると、体温は1℃上がる。

これで前述の救急車騒動を起こした奥さんの症状の原因が、水分過剰（水毒）であることがおわかりいただけたと思う。

健康に良い──人体に大切な水分摂取法

蛇足だが、「めまい」は内耳のなかで平衡を調節しているリンパ液（という水分）の過剰で起こるし、吐き気や嘔吐は、胃のなかの余分な水分を捨てようとする反応である。

「水毒」という概念が西洋医学にはないので、天下の東大病院でも、一連の症状の原因がつかめなかったということだろう。身体の本能が欲しない水分を無理して摂ると、思わぬ症状が発現するのだ。生命にとって一番大切な空気（酸素）も吸い込みすぎると、不安、痙攣、失神などを伴う「過呼吸症候群」が発現することがある。よって、ヨガでもアーユルヴェーダでも、昔からの伝承医学では「息は7秒くらいで吐いて、その後3秒くらいで吸い込む」ことが健康に良い、とされている。

つまり、「呼吸（吐いて吸う）」という言葉も、それを表している。暑くなると熱中症の予防のためにと水分摂取をすすめられるが、運動、入浴、サウナなどで排泄（発汗、排尿）してから、本能が欲する量だけ飲むことこそが、健康に良い適切な摂取法といえる。

12 【旧常識】アルコールは肝炎の元？ ➡ 【新常識】肝臓を悪くしない飲み方もある

「二日酔い」の驚くほど簡単な解消法&予防法

コラムニストの勝谷誠彦氏が11月28日（２０１８年）に「肝不全」のため逝去された。享年57歳。人生まだこれからというときの早過ぎる死である。

勝谷氏は自他ともに認める酒豪で、深夜１〜２時まで深酒することも多々あったという。８月に重症アルコール性肝炎で入院し、11月には肝不全で不帰の客となられた。

肝不全とは、アルコールをはじめ、体内・血液内の有毒物を解毒したり、脂肪を消化する胆汁を合成したり、人体を構成する60兆個の細胞の主成分であるアルブミン（タンパク質）を合成したりする、別名「人体最大の化学工場」といわれる肝臓の働きが低下、廃絶する病態である。

多量飲酒（正味のアルコール量で１日約70グラム以上、日本酒換算で３合以上）が５年続くと「アルコール性肝炎」が発症し、それが約10年続くと「肝臓がん」になりやすい、とされている。アルコール量70グラムとは、215ページの表の標準値と比べたらとんでもない数値だ。

9月（2018年）にWHO（世界保健機関）が「アルコールが原因で死亡する人が、世界で毎年300万人を超える」という統計を発表し、アルコール好きの小生は、ぎくりとさせられた。それによると、アルコールに起因する病気は約60存在し、主なものとして以下が指摘されている。

（1）アルコール性肝炎、脂肪肝、肝硬変
（2）胃炎、逆流性食道炎
（3）口腔・咽頭・食道・胃・大腸のがん
（4）高血圧、それに起因する脳卒中、心臓病
（5）認知症

しかし、日本では昔から「酒は百薬の長」とも、西洋では「Wine is old man's milk」（ワインは老人のミルク）ともいわれるごとく、日本酒換算2合以内での飲酒では、以下の効果があることも医学的に証明されている。

「主な酒類のアルコール度数と量の換算の目安」――厚生労働省の資料より作成

お酒の種類	ビール（中瓶１本500ml）	清酒（１合180ml）	ウイスキー・ブランデー（ダブル60m）	焼酎（35度）（１合180ml）	ビール（１杯120ml）
アルコール度数	5%	15%	43%	35%	12%
純アルコール量	20g	22g	20g	50g	12g

日本の男性を対象とした研究に、欧米人を対象とした研究を集積して検討した結果では、男性については１日当たり純アルコール10～19gで、女性では１日当たり9gまでで最も死亡率が低く、１日当たりアルコール量が増加するに従い死亡率が上昇することが示されている。従って、通常のアルコール代謝能を有する日本人においては「節度ある適度な飲酒」として、１日平均純アルコールで約20g程度であるとされている。

（1）ストレスを発散し、血流をよくして体を温め、免疫力を高める
（2）発がん抑制効果がある
（3）善玉（HDL）コレステロールの肝臓での合成を増やし、また、内皮細胞でのウロキナーゼ（血栓溶解酵素）の産生を促し、脳梗塞、心筋梗塞を防ぐ
（4）糖尿病のコントロールを良好にする
（5）脳を活性化し、病気やアルツハイマー病を予防する
（6）胃液の分泌をよくして、食欲を増す

「一杯は人、酒を飲み、二杯は酒、酒を飲み、三杯は酒、人を飲む」という金言がある。昔の人は、三杯（三合）以上の酒が体を傷めることを経験的に察知していたことになる。飲酒の機会が増える年末年始ではあるが、日本酒換算で2合くらいまでの飲酒を心掛けられるとよい。たまに、羽目を外して飲みすぎた場合は、翌日は「休肝日」にする必要がある。

二日酔いの体にやさしい解消法

なお、二日酔い（吐き気、下痢、頭痛など）に効果的な民間療法を次に挙げる。できるものをひとつでよいので試されるとよい。

（1）梅干しを湯のみに入れ、お茶（番茶ならなおよい）を入れる。梅干しの果肉を食べ、お茶を飲む
（2）レモン1個をしぼってグラスに入れ、ハチミツを加えて熱湯を注いで飲む
（3）中国の民間療法でレンコンと梨の同量をジューサーにかけてできたジュース蓮梨汁（リェンリジュー）をゆっくり噛みながら飲む

（4）コップ半杯〜一杯のきゅうりの生汁を飲む
（5）グレープフルーツの生ジュースをコップ1〜2杯飲む
（6）さつまいもを芋粥にして、熱いうちに食べる

二日酔いをはじめ、吐き気、下痢の特効・即効薬として「梅醤番茶」がある。
（7）「梅醤番茶」を1〜2杯ゆっくり飲む（202ページ参照）

なお、アルコールを飲む前にあらかじめ柿を1、2個食べておくと二日酔いの予防になる。

13 【旧常識】痛みには鎮痛剤や冷湿布？

【新常識】痛みになんでも冷湿布は逆効果、ショウガ湿布で温湿布

痛みに冷湿布は一時しのぎか逆効果、ショウガ湿布の特効

昨今、偏頭痛、腰痛、生理痛、リウマチなど痛み持ちの人が増えている。冷房に入ると頭痛がしたり、雨（水）が降ると腰痛がしたりという人は少なからずいる。ということは、痛みは「冷」と「水＝湿気」より来ると言っても過言ではない。その証拠に、ほとんどの慢性的な痛みは、風呂や温泉に入ると軽減する。

リウマチはじめ痛みのあるところは、熱をもっていることもあるが、これは、「冷え」から来た痛みをなんとか発熱して治そうとする健気な姿である。

それなのに現代医学は「痛み」の療法として、鎮痛剤を使って冷湿布を施すことが多い。

ほとんどの鎮痛剤は、解熱作用を併せもっているので、鎮痛剤を使って一時的に「痛み」を止めても、同時に身体を冷やすので、新たな次の痛みを作るようなもので、何

ら根治療法にはならない。痛みのあるところに、冷湿布をやるのも同様の理由で、一時しのぎにすぎない。

その点、漢方ではリウマチや関節痛、神経痛など慢性的な痛みに、桂枝加苓朮附湯《けいしかりょうじゅつぶとう》を使う。これはニッキ、シャクヤク、ナツメ、ショウガ、ブシなど体を温めてくれる成分と、ソウジュツという利水（尿をよく出して、体内の余分な水分を捨てる）作用のある成分よりできていて、「痛み」の原因の「冷え」と「水」を取り除いてくれる。

打撲による急性的な痛みには、冷湿布や鎮痛剤もよかろうが、慢性的な痛みに対して、鎮痛剤や冷湿布は逆効果だ。

痛みもちの人は、水、お茶、コーヒー、コーラなど水分の多いものや、身体を冷やす陰性食品は避け、陽性食品（陰性・陽性食品表・221ページ参照）をしっかり摂るべきだ。また、風呂やサウナなども十分に利用し、次に示すショウガ湿布を1日1～2回やるとよい。

がんの末期で、モルヒネ投与でもままならないような痛みでも軽減させることが、よくある。

〈ショウガ湿布の作り方〉

1　ひねショウガ約150グラムをおろし金ですりおろす。
2　おろしたショウガを木綿の袋に入れて、上部をひもでくくる。
3　水2リットルを入れた鍋、または洗面器の中にこの袋を入れて、火で熱し、沸騰寸前で止める。
4　とろ火で温めつづける。
5　70度位のショウガ湯の中にタオルをひたした後、しぼって、このタオルを患部に当てる。
6　そのままだとすぐ冷えるので、このタオルの上にビニールを置き、その上に、乾いたタオルをのせる。
7　10分位の後、またタオルをショウガ湯につけて同じことを2〜3回繰り返す。

◆《陽性食品(体を温める) 陰性食品(体を冷やす)》		
陽性食品(赤・黒)	間性(黄色)	陰性食品(青・白)
塩(天然塩)	玄米	牛乳
梅干し	黒パン	豆乳
たくあん	そば	植物油
塩から	あわ	酢
明太子	ひえ	精白砂糖
みそ	きび	マヨネーズ
しょうゆ	大豆	コショウ
チーズ	小豆	唐辛子
肉類	納豆	カレー
魚介類	カボチャ	化学薬品
ビタミンE	ゴマ	ビタミンC
日本酒	リンゴ	清涼飲料水
焼酎のお湯割り	イチゴ	ビール
おこげ(ご飯)	サツマイモ	ウィスキー
ネギ	サトイモ	コーヒー
タマネギ	コンニャク	菓子類
ニラ		ケーキ
ニンニク		豆腐
ショウガ		トマト
朝鮮人参		モヤシ・葉菜類(レタスなど)
根菜類(ゴボウ・ニンジン・　レンコン・ヤマイモなど)		熱・温帯(南方)の果菜(バナナ・パイナップル・マンゴー・カキ・キウイ・レモン・スイカ・ウリなど)

著者紹介

石原 結實（いしはら ゆうみ）

11948年、長崎市生まれ。長崎大学医学部卒業。医学博士。

難病の食事療法で世界的に有名なスイスのベンナー病院や、長寿地域のコーカサス地方（ジョージア共和国〈旧グルジア〉）などで自然療法を研究し、漢方薬の知識と合わせ独自の食事療法を提唱している。イシハラクリニック院長、ヒポクラティック・サナトリウム所長。先祖は代々、「種子島藩」の藩医。

伊豆のサナトリウムで実践されている独自のイシハラ式食事療法は、健康の改善法として各界要人たちの高い評価を得ている。本書は、いまもっとも関心の高い医療テーマを選び、斬新な切り口で、医学常識を覆した衝撃の書である。医学常識は科学の進歩に併せて日々変わっていくが、人間医学（東洋医学・自然医学）からみたとき、西洋医学はややもすると誤った方向に進んでいる。いま、私たちの体を守るために必要な【体と病気】知識のすべてをここに凝集した。

現在、テレビ、雑誌、講演会などで幅広く活躍中。著書は300冊以上にのぼり、米国、ロシア、ドイツ、フランス、中国、韓国、台湾、タイなどで合計100冊以上が翻訳されている。近著に、『「下半身の冷え」が老化の原因だった』（青春出版社）、『症状でわかる!Dr.石原のお悩み相談室』（海竜社）『「空腹の時間」が健康を決める』監修・石原新菜著（新星出版社）などがある。


本書は、“本音の情報”を届ける新しい情報サイト『Business Journal（ビジネスジャーナル）』の中で、特に関心の高かった健康に関わるテーマを厳選しまとめたものである。現在も著者、好評連載中。また著者の『健康革命 逆転の医学』（文化創作出版）より一部抜粋した。

医《い》学《がく》常《じょう》識《しき》は疑《うたが》え

2019年 9月29日　第1刷発行

著　者　石《いし》原《はら》結《ゆう》實《み》

発行者　尾嶋四朗

発行所　株式会社 青萠堂

〒162-0808　東京都新宿区天神町13番地
Tel 03-3260-3016
Fax 03-3260-3295
印刷／製本　中央精版印刷株式会社

ISBN978-4-908273-18-6 C0047